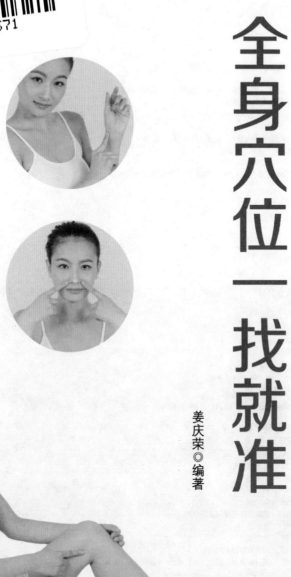

全身穴位一找就准

姜庆荣◎编著

四川科学技术出版社

图书在版编目（CIP）数据

全身穴位一找就准 / 姜庆荣编著 . —— 成都：四川
科学技术出版社 , 2024.5
ISBN 978-7-5727-1357-6

Ⅰ.①全… Ⅱ.①姜… Ⅲ.①穴位疗法 Ⅳ.
① R245.9

中国国家版本馆 CIP 数据核字 (2024) 第 103769 号

全身穴位一找就准

QUANSHEN XUEWEI YI ZHAO JIU ZHUN

编 著 姜庆荣

出 品 人	程佳月
选题策划	鄢孟君 王 珊
责任编辑	王星懿
责任校对	刘珏伶
营销编辑	赵 成
封面设计	弘源文化设计部·李舒园
版式设计	韩亚群
责任出版	欧晓春
出版发行	四川科学技术出版社
地 址	四川省成都市锦江区三色路238号新华之星A座
	邮政编码：610023 传真：028-86361756
成品尺寸	155 mm×220 mm
印 张	10 字 数 200 千
印 刷	天津海德伟业印务有限公司
版 次	2024年5月第1版
印 次	2024年6月第1次印刷
定 价	58.00元

ISBN 978-7-5727-1357-6

目 录

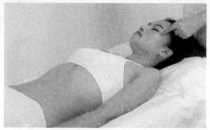

第三章
胸腹部常用穴位解说

第四章
腰背部常用穴位解说

第五章
上肢部常用穴位解说

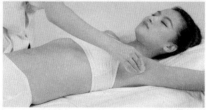

第六章
下肢部常用穴位解说

第一章

人体穴位基础知识

●黄帝内经曰：「经脉者，所以能决死生，处百病，调虚实，不可不通。」经络是上天赐予我们的「神秘宝藏」，而经络上那密密麻麻的穴位则是打开健康之门的「金钥匙」。但是那些「深藏不露」的穴位，我们应该怎样找到，怎样找准，怎样操作才合适呢？

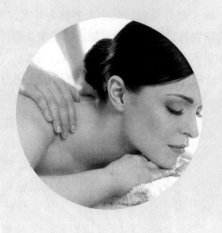

与我们朝夕相处的穴位

穴位是中国文化和中医学特有的名词，学名腧穴，指人体脏腑、经络气血输注于体表的特定部位。经络以穴位为据点，穴位则以经络为通道。"腧"与"输"通，或从简作"俞"；"穴"是孔隙的意思。

远在新石器时期，我们的祖先就已经使用砭石来刺络泻血，刺破脓疡；或用其热熨、按摩、叩击体表；或在体表某一部位用火烤等方法来减轻和消除伤痛。久而久之，我们的祖先逐渐意识到人体的某些特殊部位具有治疗疾病的作用，这就是发现穴位的最初过程。著名医典《黄帝内经》中记载了160个左右穴位名称。魏甘露年间，皇甫谧编纂了我国现存的针灸专科名作《针灸甲乙经》，对人体349个穴位的名称、别名、位置和主治一一进行了论述。至宋代，王惟一重新考订厘正了穴位，撰著《铜人腧穴针灸图经》，并且首创研铸专供针灸教学与考试用的两具针灸铜人，其造型之逼真，端刻之精确，令人叹服。可见，我国古代医学家已经知道依据腧穴治病，并在长期实践过程中形成了腧穴学的完整理论体系。

人体周身有362个经穴、48个经外奇穴，其中大多数为双穴，共约720个穴位。绝大多数穴位所在的位置都是在骨骼的间隙或凹陷里，而且一般处于骨骼间隙的两端和中间，如果不在骨骼的间隙或凹陷里，那么其穴位下面大多有较大或较多的血管或体液经过，如手部和腹部。现代研究还发现，穴

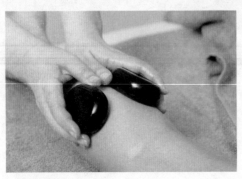

位与神经是相关联的，某一穴位与某一脏器的神经往往同属于一个脊髓节段。穴位处的温度比其他部位的温度略高，与血管、淋巴结关系密切。研究者们认为，人体穴位既与神经系统密切相关，又与血管、肌肉、肌腱等组织有关。

四种中医理疗法的功效

作为中医理疗法的按摩、刮痧、拔罐、艾灸，其操作方法的不同，所发挥的功效也有所不同。想要达到较好的养生保健效果，就得选择合适的理疗法，当然就得知道每种理疗法的功效。

按摩的功效

按摩是非常有效的一种养生保健方法。它是运用各种按摩手法，按从上往下或从内往外等规律进行按摩，直接循行于经络，作用于皮肤、末梢神经、血管和肌肉等，促进血液循环和新陈代谢，对人体起保健作用，如放松肌肉、缓解疲劳、改善人体功能，同时还可以防治一些慢性疾病。

1. 疏通经络，行气活血，散寒止痛

按摩手法作用于经络腧穴，可疏通经络、行气活血、散寒止痛。首先，按摩手法对体表的直接刺激，能促进气血的运行，正如《素问·血气形志》说："形数惊恐，经络不通，病生于不仁，治之以按摩醪药。"其次，按摩手法对体表的温热刺激，能产生热效应，从而加速气血的流动。《素问·举痛论》说："寒气客于背俞之脉则脉泣，脉泣则血虚，血虚则痛，其俞注于心，故相引而痛，按之则热气至，热气至则痛止矣。"

2. 理筋整复，滑利关节

《医宗金鉴·正骨心法要旨》指出："因跌仆闪失，以致骨缝开错，气血郁滞，为肿为痛，宜用按摩法。按其经络，以通郁闭之气，摩其壅聚，以散瘀结之肿，其患可愈。"说明按摩具有理筋整复、滑利关节的作用。适当的按摩手法作用于损伤局部，可以促进气血运行，消肿祛瘀，理气止痛；按摩的整复手法可以通过力学的直接作用来纠正筋出

槽、骨错缝，达到理筋整复的目的；适当的按摩手法可以起到松解粘连、滑利关节的作用。

3.调整脏腑功能，增强抗病能力

按摩手法作用于人体体表的相应经络腧穴，可以改善脏腑功能，增强抗病能力。在体表相应的穴位上施用适当的按摩手法，通过经络的介导可调整脏腑功能，使机体处于良好的功能状态，有利于激发机体内的抗病因素，扶正祛邪。

艾灸的功效

艾灸是我国传统中医源远流长的宝贵遗产，属于自然疗法，千百年来广泛流传于我国民间。

1.温经散寒

艾灸温热刺激，可起到温经通痹的作用。通过艾灸对经络穴位的温热刺激，可以温经散寒，加强机体气血运行，达到临床治疗目的。所以艾灸可用于寒邪所致血液运行不畅、留滞凝涩引起的痹证、腹泻等疾病，效果甚为显著。

2.调和气血

人体或局部气血凝滞，经络受阻，易出现肿胀疼痛等症状，此时，艾灸一定的穴位，可以起到调和气血、疏通经络的作用，临床上可用于疮疡疖肿、冻伤、瘰闭、不孕症、扭挫伤等。

3.升阳举陷

阳气虚弱不固等可致上虚下实、气虚下陷，出现脱肛、久泄久痢、崩漏、滑胎等，而艾灸不仅可以起到益气温阳、升阳举陷、安胎固经等作用，对卫阳不固、腠理疏松者亦有效。

4.扶阳固脱

对于出现呕吐、下利、手足厥冷、脉弱等阳气虚脱的危重患者，用大艾炷重灸关元、神阙等穴，往往可以起到扶阳固脱、回阳救逆、挽救垂危之疾的作用，在临床上常用于中风脱证、急性腹痛、吐泻、痢疾等急症的急救。

5. 拔毒泻热

《外科精义》载："肿内热气被火导之，随火而出，所以然也。"历代医籍均将艾灸作为疮疡肿胀的一个重要治法。艾灸能以热引热，使热邪外出，达到拔毒泻热的目的。

6. 防病保健

艾灸除了有治疗作用外，还是防病保健的方法之一，应用得当，可使人胃气盛、阳气足、精血充，从而加强身体免疫力，使病邪难犯，达到防病保健之功。

拔罐的功效

拔罐通过对体表穴位或患处的吸拔作用和温热作用，可以使经络气血通畅，引其濡养脏腑、温煦皮毛，同时调节脏腑功能，调整人体的阴阳平衡，从而达到强身祛病疗疾的目的。

1. 负压作用

国内外学者研究发现，人体在被火罐负压吸拔的时候，负压使局部的毛细血管通透性发生变化，在机体自我调整中产生行气活血、舒筋活络、消肿止痛、祛风除湿等功效。

2. 温热作用

拔罐对局部皮肤有温热作用，以火罐、水罐、药罐最明显。温热刺激能使血管扩张，促进局部血液循环，改善充血状态，加强新陈代谢，使体内的废物、毒素加速排出，改变局部组织的营养状态，增强血管壁的通透性，增强局部耐受性和机体的免疫力，起到温经散寒等作用，从而达到促使疾病好转的目的。

3. 调节作用

拔罐的调节作用是建立在负压或温热作用的基础之上的，首先是对神经系统的调节作用，其次是调节微循环，加强新陈代谢。微循环是血液与组织细胞进行物质交换的主要场所，在生理、病理方面都有重要意义。

刮痧的功效

刮痧是以中医皮部理论为指导，用水牛角等材料做成刮痧板，配合刮痧油进行的一种自然疗法，对人体有活血化瘀、调整阴阳、舒筋通络、行气活血等作用。

1.活血化瘀

刮痧可刺激局部血管、神经，使血管扩张、组织间压力得到调节，以促进刮拭组织周围的血液循环，增加血流量，从而起到活血化瘀、祛瘀生新的作用。

2.调整阴阳

刮痧可以改善和调整脏腑功能，使阴阳得到平衡。如肠道蠕动亢进者，在腹部和背部等处使用刮痧手法可使肠道蠕动亢进受到抑制而恢复正常；反之，肠道蠕动功能减退者，则可促进其蠕动恢复正常。

3.舒筋通络

刮痧能放松紧张的肌肉，消除肌肉疼痛，二者是相通的。如果使紧张的肌肉得以松弛，则疼痛和压迫症状也可以明显减轻或消失，同时有利于病灶修复。

4.行气活血

气血对人体起着濡养、温煦等作用。刮痧作用于肌表，可以使经络通畅、气血通达，促进新陈代谢，使代谢废物加速排出，瘀血化散，局部疼痛得以减轻或消失。

使用中医理疗法的注意事项

生活中遇见的小病小痛，大多可选用相应的穴位配以相应的中医理疗法来缓解或治疗，但在操作过程中我们还必须掌握其注意事项，这样既便于操作，也能最大限度地发挥理疗的作用，获得更好的疗效。

按摩的注意事项

按摩虽然舒适、方便，但是并不是任何情形下都能施用，也有一定的注意事项。

成人按摩注意事项

①推拿前要用温水将手洗干净，要修剪指甲。同时要将妨碍按摩的一切首饰如手表、戒指、手镯等都摘掉。

②给别人按摩时要说明自己的按摩流程，从哪里到哪里、时间多久等，一般来说，按摩 20 ~ 30 分钟为宜。

③按摩时要根据当天的温度选择合适的环境。如夏天按摩时，要选择空气流通、安静的环境；冬天则应保持室内温暖，而且手要暖和，以免引起被按摩者肌肉紧张。

④被按摩者有大怒、大悲、大恐、大喜等极端情绪时则不要按摩，要安抚其情绪。

⑤按摩时，一定要根据被按摩者的个体差异和按摩的部位，选择适当的按摩方法和使用合适的力度。

⑥在腰部肾区按摩时，不宜用拍打、叩击手法，以免损伤肾脏。

小儿按摩注意事项

①给小儿按摩时，要在小儿身上涂抹适量的婴儿油或乳液，以避免摩擦力过大使小儿皮肤破损的情况发生。

②要选择一个温暖舒适的环境给小儿按摩，还要保持房间内安静，不要有杂音。

③给小儿按摩要注意力度，力度太轻没有什么作用；力度太重，则容易导致损伤，所以力度要适中。

④给小儿按摩时，按摩者的双手要时刻保持温暖。

⑤按摩时要时刻注意小儿的反应，如果小儿看起来轻松快乐，则可以继续按摩，反之，如果情况不妙，则应立即停止按摩。

艾灸的注意事项

①在施灸时要聚精会神，以免烫伤患者皮肤或损坏患者衣物。

②对昏迷、肢体麻木及感觉迟钝的患者和小儿，施灸时灸量不宜过大。

③如果患者的情绪不稳，或在过饥、过饱、醉酒、劳累、阴虚内热等状态下，要尽量避免使用艾灸。

④患者在艾灸前最好喝一杯温水，水的温度以略高于体温为宜，在每次艾灸结束后再喝一杯温水。

⑤施灸的时间应该是逐渐增加的，施灸的穴位也应该由少至多，热度也是逐渐增加的。

⑥患者在采用艾灸治疗疾病的整个疗程中，尽量不要吃生冷的食物（如喝冷水，吃冰淇淋、凉饭等），否则会不利于疾病的治疗。

拔罐的注意事项

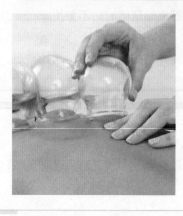

①拔罐时，室内需保持20℃以上的温度，最好在避风向阳处。

②患者体位以俯卧位为主，充分暴露施术部位。

③拔罐时罐的吸附力过大时，可按挤一侧罐口边缘的皮肤，稍放一点空气进入罐中。初次接受闪罐者或年老体弱者，宜用中、小号罐具。

④拔罐顺序应从上到下，罐的型号则

应上小下大。

⑤病情轻或有感觉障碍者（如下肢麻木者）拔罐时间要短；病情重、病程长、病灶深，及疼痛较剧者，拔罐时间可稍长，吸附力稍大。

刮痧的注意事项

刮痧时，局部血管扩张、毛细血管破裂，会出现不同形色的痧，皮肤局部汗孔开泄，邪气随之外排，同时人体正气也有少量消耗。所以，刮痧的时候要注意一些小细节，从细节处保护好身体。

①避风和注意保暖很重要：刮痧时皮肤汗孔处于开放状态，如遇风寒之邪，邪气会直接进入体内，不但影响刮痧的疗效，还会引发新的疾病。因此，刮痧半小时后才能到室外活动。

②刮痧后要喝一杯热水：刮痧过程使汗孔开放，邪气排出，会消耗部分体内津液，刮痧后喝一杯热水，可补充水分，还可促进新陈代谢。

③刮痧后3小时内不要洗澡：刮痧后汗孔都是张开的，所以要等汗孔恢复原状后再洗澡，避免寒湿之邪侵入体内。

④不可一味追求出痧：一般来说，实证、热证出痧多，虚证、寒证出痧少，此外，室温低时也不易出痧。所以，刮拭的时候不要一味追求出痧，以免损伤皮肤。

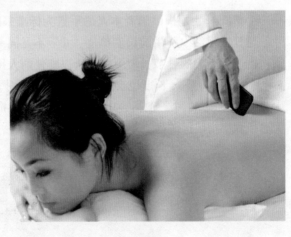

⑤刮痧的时候要一次只针对一种病，并且不可刮拭面积太大、时间太长。

简便取穴法，教您轻松找到穴位

在养生知识日益普及的今天，各种中医理疗法早已经融入了人们的日常生活中。利用经络穴位治病，是一项技术活儿，也可以说是一把双刃剑。如果找对了穴位，再加上适当的手法，便可以强身健体；而如果在一窍不通或是一知半解的情况下胡乱操作，则往往会弄巧成拙。所以，在进行中医理疗之前，一定要了解一些注意事项，其中，找准穴位是最重要的一点。在这里，我们介绍一些大多数人都能够使用的、最简单的定位穴位的诀窍。

手指同身寸

手指同身寸是指以患者本人的手指为标准来度量取穴的方法。"同身寸"与日常生活中所用的长度单位"寸"不是同一概念，千万不能与之混淆。由于每个人的骨节长短不一，所以即使两人用手指同身寸同时各测得1寸长度，但是实际长度也会不一样。1寸：大拇指横宽；1.5寸：食指和中指二指横宽；2寸：食指、中指和无名指三指横宽；3寸：食指、中指、无名指和小指四指横宽。

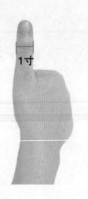 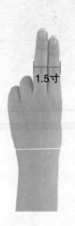 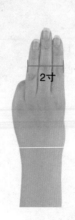 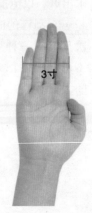

标志参照法

　　固定标志：常见用于判别穴位的标志有眉毛、肚脐、乳头、指甲、趾甲、脚踝等。如：神阙穴位于腹部脐中央；膻中穴位于两乳头中间。

　　活动标志：需要做出相应的动作姿势才能显现的标志，如闭口咬牙，咬肌隆起处即为颊车穴。

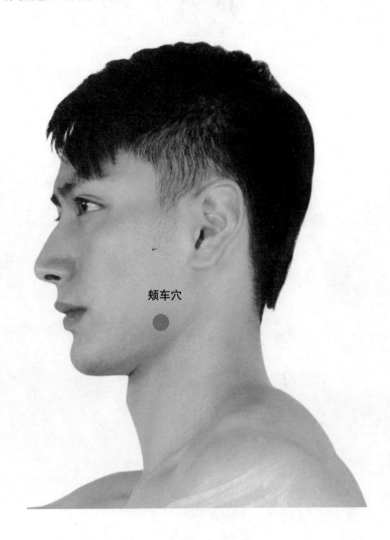

颊车穴

骨度分寸法

骨度分寸法始见于《灵枢·骨度篇》。它是将人体的各个部位分别规定其折算长度，作为量取穴位的标准。

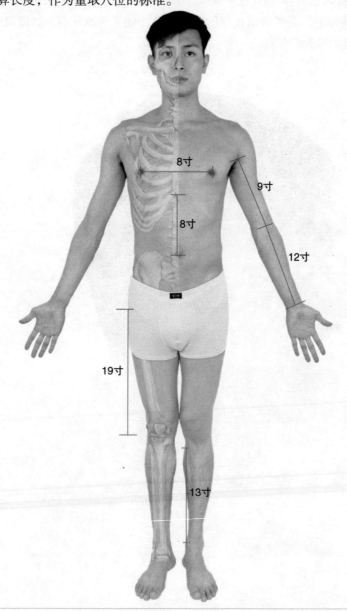

部位	起止点	折量寸 / 寸
头面部	前发际正中→后发际正中	12
	眉间（印堂）→前发际正中	3
	两额角发际（头维）之间	9
	耳后两乳突（完骨）之间	9
胸腹胁部	胸骨上窝（天突）→剑胸结合中点（歧骨）	9
	剑胸结合中点（歧骨）→脐中	8
	脐中→耻骨联合上缘（曲骨）	5
	两肩胛骨喙突内侧缘之间	12
	两乳头之间	8
背腰部	肩胛骨内侧缘→后正中线	3
上肢部	腋前、后纹头→肘横纹（平尺骨鹰嘴）	9
	肘横纹（平尺骨鹰嘴）→腕掌（背）侧远端横纹	12
下肢部	耻骨联合上缘→髌底	18
	髌底→髌尖	2
	髌尖（膝中）→内踝尖	15
	胫骨内侧髁下方阴陵泉→内踝尖	13
	股骨大转子→腘横纹（平髌尖）	19
	臀沟→腘横纹	14
	腘横纹（平髌尖）一外踝尖	16
	内踝尖→足底	3

感知找穴法

　　身体感到异常时，用手指压一压、捏一捏、摸一摸，有痛、痒等感觉（或有硬块），或和周围皮肤有温度差（如发凉、发烫），或者按压时有酸、麻、胀等感觉的部位，都可以作为阿是穴治疗。阿是穴一般在病变部位附近，有的也在距离病变部位较远的地方。

为健康锦上添花的配穴方法

配穴是在选穴的基础上，选取两个或两个以上、主治相同或相近，具有协同作用的腧穴加以配伍应用的方法。其目的是加强腧穴的治病作用，常用的配穴方法主要包括远近配穴、前后配穴、表里配穴、上下配穴和左右配穴等。

远近配穴

远近配穴的配穴原则是根据病性、病位循经取穴或辨证取穴。远近配穴，实际上包括了近部取穴、远部取穴和辨证取穴三部分，只有三者有机地配合，才能获得良好效果。采用这种配穴方法时，近部取穴多位于头、胸、腹、背的躯干部，远部取穴多位于四肢肘、膝以下部位。如《灵枢》中治疗"腹中常鸣，气不冲胸"，因邪在大肠，取穴气海、上巨虚、足三里等。气海位于腹部，是调气消胀的要穴，为近部取穴；上巨虚是大肠的下合穴，足三里是胃的下合穴，均属于足阳明胃经，是循经远部取穴。

前后配穴

前后配穴，前指胸腹，后指腰背，即选取前后部位腧穴配伍成方的配穴方法。凡脏腑有病均可采用前后配穴法治疗。临床通常采用俞募配穴法，即取胸腹部的募穴和腰背部的俞穴相配合应用。俞募配穴法的基本原则是"从阳引阴，从阴引阳"。所以在临床上应用时，不一定局限于俞穴、募穴，其他经穴亦可采用。如胃痛，背部取胃仓，腹部取梁门。

表里配穴

表里配穴是以脏腑、经脉的阴阳表里关系为配穴依据，即阴经病变，在其阴经取穴的同时，可在其相表里的阳经取穴；阳经病变，在其阳经取穴的同时，可在其相表里的阴经取穴。如寒邪客于足阳明胃经，可见嗳气、胸闷，取足太阴脾经的太白和足阳明胃经的足三里，就是根据脏腑、经脉的表里关系进行配穴的。这种配穴方法可与原络配穴相结合，一般常见病症可采用。

上下配穴

上下配穴泛指人身上部腧穴与下部腧穴配合应用。上指腰部以上；下指腰部以下。上下配穴在临床上应用最广。例如胃痛，上取内关，下取足三里；咽喉痛、牙痛，上取合谷，下取内庭等。

左右配穴

左右配穴是根据病邪所犯经络的不同部位，以经络循行交叉特点为取穴依据的配穴方法。它既可左右双穴同取，也可左病取右，右病取左；既可取经穴，又可取络穴，随病而取。例如：左侧面瘫取右侧合谷，右侧面瘫取左侧合谷。

第二章

头面部常用穴位解说

● 俗话说得好：『常揉面部，青春不老。』根据远近配穴法，正确按摩头面部的不同穴位，对头面部疾病和全身疾病都可以起到治疗效果。对有爱美之心的人群来说，经常揉按面部穴位还可以美容养颜。本章详细介绍了头面部的常用保健穴位。

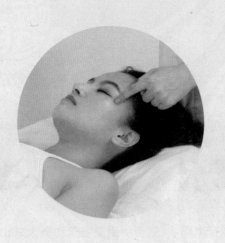

太 阳

所属经络：太阳属经外奇穴。
功效说明：清肝明目、通络止痛。

主治病症

偏头痛、眼疲劳、牙痛等。

配伍治病

◎太阳配当阳、耳尖治急性结膜炎。
◎太阳配通里、风池治头晕目眩、眼花。

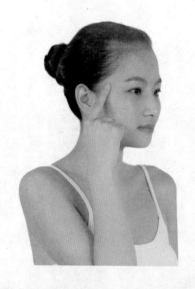

取穴 太阳位于耳郭前面，当眉梢与目外眦之间，向后约一横指的凹陷处。

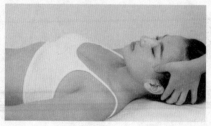

按摩 用拇指指腹顺时针揉按太阳30～50次，长期规律按摩，可改善视力、预防头痛等。

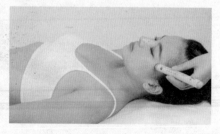

艾灸 用艾条温和灸太阳10分钟，一天一次，可治疗偏头痛、眼疲劳、牙痛等。

瞳子髎

所属经络：瞳子髎属足少阳胆经。
功效说明：平肝熄风、清热明目。

主治病症

头痛、目赤、目痛、白内障等。

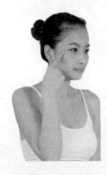

取穴　瞳子髎位于面部，目外眦旁0.5寸处，当眶外侧缘处。

配伍治病

◎瞳子髎配睛明、丝竹空、攒竹，有清热止痛的作用，主治目痛、目赤、目翳。
◎瞳子髎配头维、印堂、太冲，有疏散风热、活络止痛的作用，主治头痛。

百　会

所属经络：百会属督脉。
功效说明：益气升阳、开窍醒脑。

主治病症

中风失语、头痛、鼻塞、眩晕等。

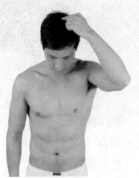

取穴　百会位于头顶正中央，后发际正中直上7寸处。

配伍治病

◎百会配水沟、足三里治低血压。
◎百会配养老、风池、足临泣治梅尼埃病。

风　池

所属经络：风池属足少阳胆经。

功效说明：平肝熄风、通利官窍。

主治病症

　　头痛、眩晕、颈痛、耳聋、中风、口眼歪斜等。

◎风池配大椎、后溪，有祛风活络止痛的作用，主治颈项强痛。

◎风池配睛明、太阳，明目止痛。

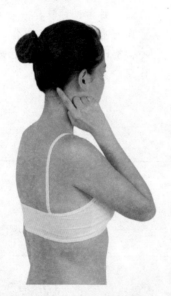

取穴　风池位于项部，在枕骨之下，胸锁乳突肌与斜方肌上端之间的凹陷处。

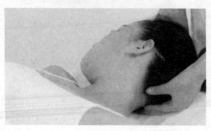

按摩　用拇指指腹揉按风池3~5分钟，长期按摩，可改善头痛、眩晕等。

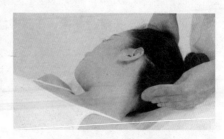

刮痧　用角刮法刮拭风池，以出痧为度，隔天一次，可治疗颈痛、落枕、目赤肿痛、感冒等。

印　堂

所属经络：印堂属督脉。
功效说明：安神定惊、醒脑开窍、通鼻明目。

主治病症

　　头痛、头晕、失眠、三叉神经痛等。

配伍治病

◎印堂配迎香、合谷治鼻渊、鼻塞。
◎印堂配太阳、百会治头痛、眩晕。

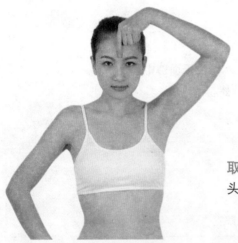

取穴　印堂位于额部，两眉头的正中。

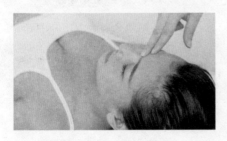

按摩　用食指中指指腹揉按印堂2～3分钟，可缓解头痛、头晕、三叉神经痛。

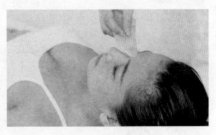

刮痧　用刮痧板轻柔地刮拭印堂2分钟，由上至下，一天一次，可治疗鼻部、眼部疾病。

水 沟

所属经络：水沟属督脉。

功效说明：醒神开窍、通络止痛。

主治病症

中风、癫痫、昏迷、腰背强痛等。

配伍治病

◎水沟配上星、风府治流鼻涕。

◎水沟配委中治急性腰扭伤。

◎水沟配百会、十宣、涌泉用于昏迷急救。

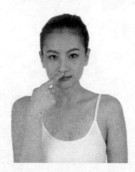

取穴 水沟位于面部中线，鼻下1/3处。

颊 车

所属经络：颊车属足阳明胃经。

功效说明：通关活络、祛风清热。

主治病症

颞下颌关节炎、咀嚼肌痉挛、面神经麻痹等。

配伍治病

◎颊车配地仓、合谷、阳白、攒竹，祛风活血通络，主治口眼歪斜、颊肿、齿痛。

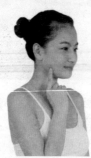

取穴 颊车穴位于下颌角前上方一横指处。

风　府

所属经络：风府属督脉。
功效说明：疏散风邪、通利开窍。

主治病症

　　头痛、头晕、咽痛、中风、失音、癫狂等。

配伍治病

◎风府配二间、迎香治鼻出血。
◎风府配金津、廉泉治舌强不语。

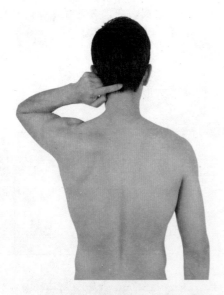

取穴　风府位于后正中线上，后发际正中直上1寸处。

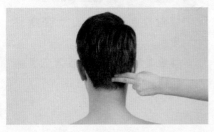

按摩　将食指、中指并拢，用两指指腹揉按风府2～3分钟，每天坚持，可辅助治疗失音等病症。

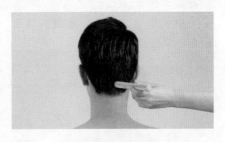

艾灸　用艾条温和灸10～15分钟，一天一次，可缓解头痛、头晕、失眠等。

神 庭

所属经络：神庭属督脉。
功效说明：清热、宁神醒脑。

主治病症

失眠、头痛、心悸、记忆力减退、癫痫等。

配伍治病

◎神庭配水沟，治寒热头痛、目不可视。
◎神庭配囟会，有通经活血的作用，治中风不语。

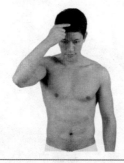

取穴 神庭位于前发际正中直上0.5寸处。

承 浆

所属经络：承浆属任脉。
功效说明：疏风清热、舒筋活络。

主治病症

中风昏迷、面瘫、牙痛、口舌生疮、口眼歪斜等。

配伍治病

◎承浆配风府治头项强痛、牙痛。
◎承浆配下关、合谷治三叉神经痛。

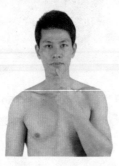

取穴 承浆位于面部，当颏唇沟的正中凹陷处。

承 泣

所属经络：承泣属足阳明胃经。
功效说明：疏风清热、明目利窍。

主治病症

目赤肿痛、迎风流泪、夜盲、口眼歪斜、近视、角膜炎等。

配伍治病

◎承泣配风池、晴明，配合耳尖放血，有疏风清热、泻火解毒的作用，主治目赤肿痛。
◎承泣配足三里、合谷、攒竹、风池，主治口眼歪斜。

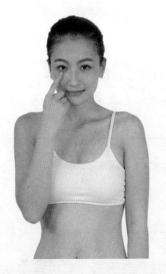

取穴　承泣位于面部，瞳孔直下，当眼球与眶下缘之间。

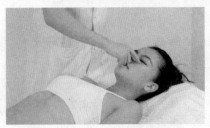

按摩　用食指指尖揉按承泣100次，每天坚持，可缓解眼部疲劳。

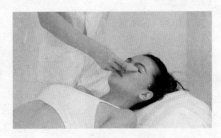

刮痧　用角刮法，即刮痧板倾斜45度，由内向外刮拭承泣，可缓解眼睑痉挛。

四　白

所属经络：四白属足阳明胃经。

功效说明：祛风明目、通经活络。

主治病症

面神经麻痹、角膜炎、近视等。

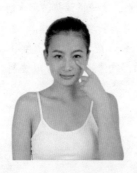

配伍治病

◎四白配丰隆、太白、太冲，主治目翳、眼睑瞤动、青光眼。

◎四白配涌泉、大杼，主治头痛目眩。

取穴　四白位于眼眶下缘正中直下一横指处。

巨　髎

所属经络：巨髎属足阳明胃经。

功效说明：祛风、通窍。

主治病症

面瘫、近视、远视、目赤肿痛、牙痛等。

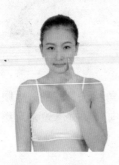

配伍治病

◎巨髎配合谷、风池、阳白、颊车，有祛风、活血、通络的作用，主治口眼歪斜。

◎巨髎配合谷、内庭、下关，有祛风泻热、通络止痛的作用，主治齿痛、唇颊肿。

取穴　巨髎位于瞳孔直下，平鼻翼下缘处，当鼻唇沟外侧。

地　仓

所属经络：地仓属足阳明胃经。
功效说明：祛风止痛、舒筋活络。

主治病症

　　口眼歪斜、面神经麻痹、三叉神经痛等。

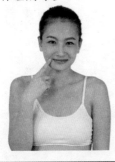

取穴　地仓位于面部，口角外侧，上直对瞳孔。

配伍治病

◎地仓配颊车、巨髎、合谷，有祛风、通络、活血的作用，主治唇缓不收、齿痛。
◎地仓配颊车、承浆、合谷，有通气滞、利关窍的作用，主治口噤不开。

下　关

所属经络：下关属足阳明胃经。
功效说明：消肿止痛、利窍聪耳。

主治病症

　　颞颌关节炎、口眼歪斜、牙痛等。

配伍治病

◎下关配听宫、翳风、合谷，有泻热通络、镇痛的作用，主治颞颌关节炎。

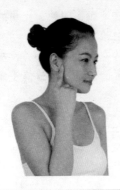

取穴　下关位于面部，耳前方，当颧弓与下颌切迹所形成的凹陷中。

听 宫

所属经络：听宫属手太阳小肠经。
功效说明：聪耳开窍、宁神止痛。

主治病症

耳鸣、耳聋、牙痛等。

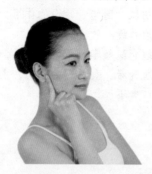

配伍治病

◎听宫配翳风、外关，聪耳开窍，治耳鸣、耳聋。
◎听宫配颊车、合谷，可清泻阳明之热。

取穴 听宫位于面部，耳屏前，下颌骨髁突的后方，张口时呈凹陷处。

丝竹空

所属经络：丝竹空属手少阳三焦经。
功效说明：散风止痛、清火明目。

主治病症

头痛、目眩、眼睑𥆧动、癫痫、目上视、头晕等。

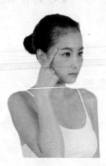

配伍治病

◎丝竹空配瞳子髎、睛明、攒竹，有活血、消肿、止痛的作用，主治目赤肿痛。
◎丝竹空配太阳、外关，有清头散风的作用，主治偏头痛。

取穴 丝竹空位于面部，当眉梢凹陷处。

上 关

所属经络：上关属足少阳胆经。

功效说明：祛风镇惊、聪耳利齿。

主治病症

头痛、耳鸣、耳聋、口眼歪斜、中耳炎、面瘫等。

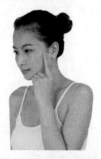

配伍治病

◎上关配听宫、听会，主治耳鸣。

◎上关配巨髎、合谷，主治牙痛。

取穴 上关在耳前，下关直上，当颧弓的上缘凹陷处。

鱼 腰

所属经络：鱼腰属经外奇穴。

功效说明：镇惊安神、清利头目。

主治病症

眉棱骨痛、目赤肿痛、目翳、面神经麻痹、三叉神经痛等。

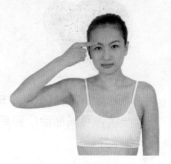

配伍治病

◎鱼腰配合谷，有清心明目的作用，治近视。

◎鱼腰配耳尖，治目翳。

取穴 鱼腰在额部，瞳孔直上，眉毛中。

四神聪

所属经络：四神聪属经外奇穴。
功效说明：提神醒脑、助眠安神。

主治病症

　头痛、失眠、眩晕、神经衰弱、健忘等。

配伍治病

◎四神聪配神门、三阴交治失眠。
◎四神聪配太冲、风池治头痛、头昏。

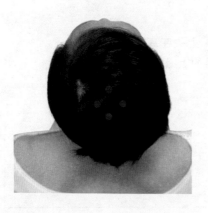

取穴　四神聪位于头顶部，百会前后左右各旁开1寸，共4穴。

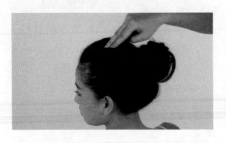

按摩　用指尖点按四神聪各100～200次，可改善头痛、失眠、健忘、眩晕。

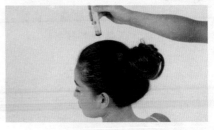

刮痧　用艾条回旋灸四神聪10～15分钟，一天一次，可辅助治疗神经性头痛、高血压等。

大 迎

所属经络：大迎属足阳明胃经。
功效说明：通关开窍、通络止痛。

主治病症

面瘫、牙痛、面肌痉挛等。

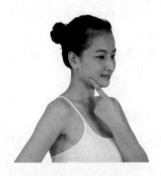

配伍治病

◎大迎配下关、合谷，有通关开窍的作用，主治牙关紧闭。
◎大迎配颊车、合谷、内庭，祛风通络，主治口歪、面肿、牙痛。

取穴 大迎位于面部，下颌角前方咬肌附着部前缘，当面动脉搏动处。

上 星

所属经络：上星属督脉。
功效说明：熄风清热、宁神通鼻。

主治病症

头痛、目赤肿痛、疟疾、癫狂、热病等。

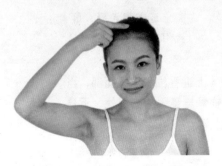

配伍治病

◎上星配合谷、太冲治头痛、目痛。
◎上星配丘墟、陷谷治疟疾。

取穴 上星位于前发际正中直上1寸处。

阳白

所属经络：阳白属足少阳胆经。
功效说明：清利头目、祛风泻热。

主治病症

头痛、眩晕、面瘫、近视、沙眼等。

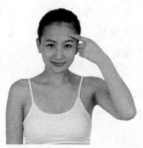

配伍治病

◎阳白配太阳、风池、外关，有祛风止痛的作用，主治偏头痛。
◎阳白配颊车、合谷，祛风活血通络，主治面瘫。

取穴 阳白位于前额部，瞳孔直上，眉毛上方1寸处。

上迎香

所属经络：上迎香属经外奇穴。
功效说明：清利鼻窍、疏风通络。

主治病症

鼻塞、鼻息肉、过敏性鼻炎、鼻窦炎、鼻出血等。

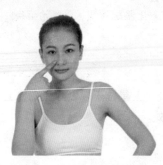

配伍治病

◎上迎香配上星、印堂、合谷治慢性鼻炎。
◎上迎香配天府、肝俞治迎风流泪。

取穴 上迎香位于人体面部，当鼻翼软骨与鼻甲的交界处，近鼻唇沟上端。

迎 香

所属经络：迎香属手阳明大肠经。

功效说明：祛风通窍、清肺泻热。

主治病症

鼻渊、鼻出血、面痒、面肿、口眼歪斜等。

配伍治病

◎迎香配印堂、合谷，有宣肺气、通鼻窍的作用，主治急、慢性鼻炎。

◎迎香配四白、地仓、阳白，有祛风、活血、通络的作用，主治面神经麻痹、面肌痉挛等。

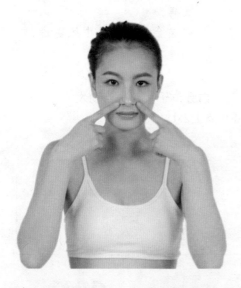

取穴　迎香位于面部，鼻唇沟中凹陷处，鼻翼外缘中点旁，口禾髎穴外上方1寸处。

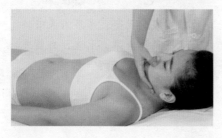

按摩　用大拇指按揉迎香100～200次，每天坚持，可防治鼻部病症。

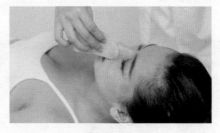

刮痧　用角刮法从上向下刮拭迎香3~5分钟，隔天一次，可辅助治疗鼻部病症。

囟 会

所属经络：囟会属督脉。

功效说明：安神醒脑、疏风清热、利鼻窍。

心悸、头痛、眩晕、癫痫、鼻塞、鼻出血等。

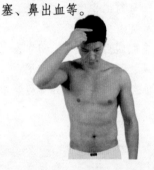

◎囟会配百会治嗜睡。

◎囟会配头维、太阳、合谷治头痛。

◎囟会配十宣治中风昏迷、癫痫。

取穴 囟会位于头部，当前发际正中直上2寸。

廉 泉

所属经络：廉泉属任脉。

功效说明：开舌窍、利咽喉。

中风失语、消渴、口舌生疮、舌炎、喉痹等。

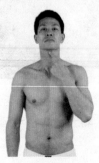

◎廉泉配天突、涌泉治暴喑。

◎廉泉配金津、玉液，有解表退热的作用，治舌下肿痛。

取穴 廉泉位于颈部，前正中线上，喉结上方，舌骨上缘的凹陷处。

当　阳

所属经络：当阳属经外奇穴。
功效说明：疏风通络、醒脑明目。

主治病症

头痛、眩晕、目赤肿痛、鼻塞等。

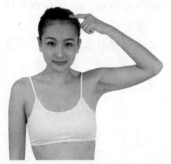

配伍治病

◎当阳配迎香、合谷，通利鼻窍，治鼻塞。
◎当阳配太阳、耳尖治目赤肿痛。

取穴　当阳位于头前部，当瞳孔直上，前发际上1寸。

兑　端

所属经络：兑端属督脉。
功效说明：开窍苏厥、清热泻火。

主治病症

癫痫、呕沫、口臭、口噤、齿痛等。

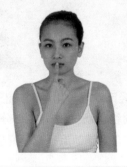

配伍治病

◎兑端配本神治癫痫、呕沫。
◎兑端配目窗、正营、耳门，治唇吻强、上齿龋痛。

取穴　兑端位于面部，上唇中央尖端处。

睛 明

所属经络：睛明属足太阳膀胱经。

功效说明：明目、通络。

主治病症

目赤肿痛、视物不明、青光眼、近视、迎风流泪等眼部病症。

配伍治病

◎睛明配合谷、风池，有清热疏风的作用，主治目赤肿痛、目痒。

◎睛明配肝俞、光明，有调肝养血的作用，主治夜盲、近视、散光。

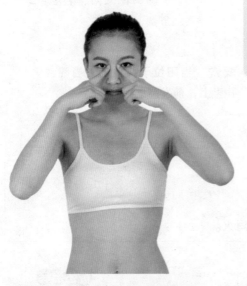

取穴 睛明位于目内眦稍上方凹陷处。

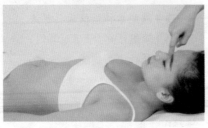

按摩 用大拇指按揉睛明100～200次，每天坚持，可防治眼部病症。

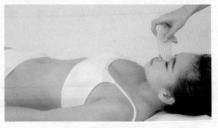

刮痧 轻闭双眼，用角刮法沿着鼻子的方向往下刮拭睛明1～3分钟，每天一次，可辅助治疗眼部病症。

素 髎

所属经络：素髎属督脉。
功效说明：清热消肿、通利鼻窍。

主治病症

鼻塞、鼻出血等鼻部病症。

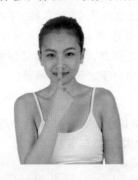

配伍治病

◎素髎配百会、足三里治低血压。
◎素髎配迎香、合谷治酒渣鼻。

取穴　素髎位于面部，鼻尖正中央处。

球 后

所属经络：球后属经外奇穴。
功效说明：清热明目。

主治病症

近视、斜视、青光眼、早期白内障等眼部病症。

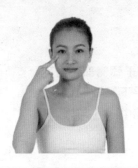

配伍治病

◎球后配睛明、光明治视物不清。
◎球后配风池、曲池、合谷、太冲治青光眼。

取穴　球后位于眼眶下缘的外侧1/4与内侧3/4交点处。

口禾髎

所属经络：口禾髎属手阳明大肠经。
功效说明：通鼻利窍、祛风清热。

主治病症

　　鼻炎、鼻出血、嗅觉减退等鼻部病症。

配伍治病

◎口禾髎配兑端、劳宫，有活血止血作用，主治鼻出血不止。
◎口禾髎配地仓、颊车、四白、阳白，有祛风活络作用，主治口歪、面神经麻痹。

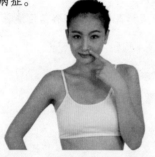

取穴　口禾髎位于上唇部，鼻孔外缘直下，横平人中沟上1/3与下2/3交点。

天　牖

所属经络：天牖属手少阳三焦经。
功效说明：明目、止痛、活络。

主治病症

　　偏头痛、耳鸣、颈项强痛、头昏、目痛等。

配伍治病

◎天牖配睛明，有清热的作用，主治目痛。

取穴　天牖位于颈侧部，当乳突的后下方，平下颌角，胸锁乳突肌的后缘凹陷中。

扶 突

所属经络：扶突属手阳明大肠经。
功效说明：清咽消肿、理气降逆。

主治病症

落枕、咳嗽、颈痛、咽痛等。

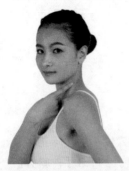

配伍治病

◎扶突配大椎、合谷，主治暴喑、咽喉肿痛。
◎扶突配天突，主治喉鸣、呃逆。

取穴 扶突位于颈外侧部，当胸锁乳突肌前、后缘之间，与喉结相平处。

颔 厌

所属经络：颔厌属足少阳胆经。
功效说明：清热散风、通络止痛。

主治病症

头痛、眩晕、耳鸣、目外眦痛、结膜炎等。

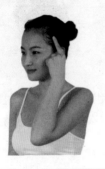

配伍治病

◎颔厌配太阳、列缺、风池，有清热、散风、止痛的作用，主治偏头痛。
◎颔厌配光明，清头目、泻火。

取穴 颔厌位于头部鬓发处，头维与曲鬓弧形连线的上1/4与下3/4交点处。

天 柱

所属经络：天柱属足太阳膀胱经。

功效说明：通络止痛。

主治病症

后头痛、肩背痛。

配伍治病

◎天柱配合谷、太阳有清热明目的作用，主治目赤肿痛。

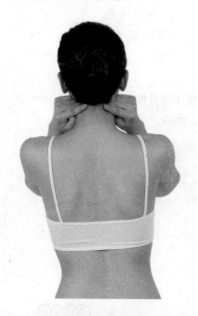

取穴 天柱穴位于后发际正中直上0.5寸，旁开约1.3寸，斜方肌外缘凹陷中。

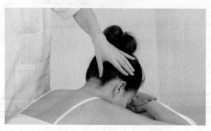

按摩 用拇指按揉天柱100～200次，每天坚持，能够缓解后头痛。

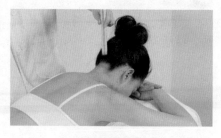

艾灸 用艾条温和灸天柱5～10分钟，每日1次，可缓解肩背痛。

听会

所属经络：听会属足少阳胆经。

功效说明：升清聪耳。

主治病症

耳鸣、耳聋、中耳炎、口眼歪斜、牙痛、三叉神经痛等。

配伍治病

◎听会配睛明、丝竹空、攒竹，有清热止痛的作用，主治目痛、目赤、目翳。

◎听会配头维、太冲，活络止痛。

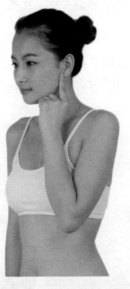

取穴 听会位于面部，当耳屏间切迹与下颌骨髁突之间，张口有凹陷处。

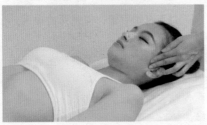

按摩 将食指、中指并拢，用指端揉按听会2～3分钟，以局部有酸胀感为度。

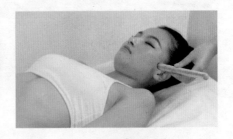

艾灸 用艾条温和灸听会5～10分钟，以患者感觉温热、舒适为度。

头维

所属经络：头维属足阳明胃经。
功效说明：醒脑明目、活血通络。

　　头痛、目痛、流泪、目视不明，眼睑眴动等。

◎头维配风池、合谷、列缺，有祛风活血、通络镇痛的作用，治偏头痛、目痛。

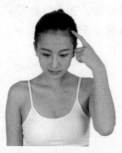

取穴　头维位于头侧部，当额角发际直上0.5寸，头正中线旁开4.5寸。

天窗

所属经络：天窗属手太阳小肠经。
功效说明：熄风宁神、利咽聪耳。

　　颈项强痛、咽喉肿痛等。

◎天窗配中渚，有通窍的作用，主治耳鸣。
◎天窗配天容、少商，主治咽喉肿痛。
◎天窗配列缺，可治颈项强痛。

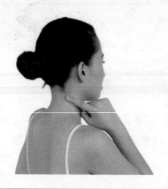

取穴　天窗位于颈部，胸锁乳突肌的后缘，与喉结平。

哑 门

所属经络：哑门属督脉。

功效说明：醒脑开窍、泻热通络。

主治病症

失音、舌强不语、头痛、颈项强痛、癔症、癫痫等。

配伍治病

◎哑门配水沟、廉泉治暴喑、咽喉炎。

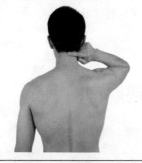

取穴　哑门位于项部，当后发际正中直上0.5寸，第1颈椎棘突下。

颈百劳

所属经络：颈百劳属经外奇穴。

功效说明：养肺止咳、舒筋活络。

主治病症

哮喘、咳嗽、骨蒸潮热、颈项强痛等。

配伍治病

◎颈百劳配肺俞、足三里治咳嗽。

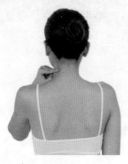

取穴　颈百劳位于人体项部，大椎穴直上2寸，后正中线旁开1寸处。

人 迎

所属经络：人迎属足阳明胃经。
功效说明：利咽散结，理气平喘。

主治病症

咽喉肿痛、气喘、瘰疬、瘿气等。

配伍治病

◎人迎配天突、合谷、中封、内庭，有涤痰散结的作用，主治单纯性甲状腺肿。

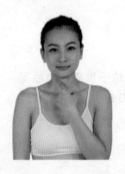

取穴 人迎位于颈部，横平喉结，当胸锁乳突肌的前缘，颈总动脉搏动处。

耳 尖

所属经络：耳尖属经外奇穴。
功效说明：清热祛风、解痉止痛。

主治病症

目赤肿痛、头痛、咽喉肿痛。

配伍治病

◎耳尖配大椎、十宣治中暑。
◎耳尖配攒竹、风池、光明、合谷、委中、关冲、印堂治目赤肿痛。

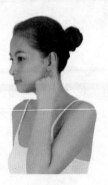

取穴 耳尖位于外耳轮的最高点，当折耳向前，耳郭上方的尖端处。

第三章

胸腹部常用穴位解说

● 『经脉所过，主治所及』，人体的胸腹部有九条经络经过，是阴经的聚集地，也是人体五脏六腑所聚之处，所以，保养好我们的胸腹部，就如同给自己吃了颗『定心丸』。本章详细介绍了胸腹部的常用保健穴位。

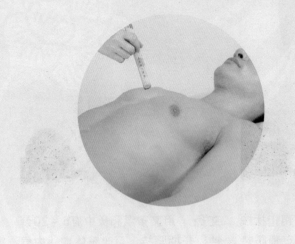

中府

所属经络：中府属手太阴肺经。
功效说明：清泻肺热、止咳平喘。

主治病症

肺炎、鼻炎、哮喘等。

配伍治病

◎中府配风门、合谷，可治寒热、喉痹。
◎中府配肺俞、云门、天府、华盖，可治外感咳嗽、哮喘。

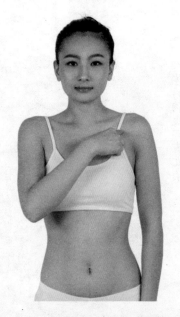

取穴　中府位于锁骨外端下方，云门穴直下1寸，距前正中线6寸处。

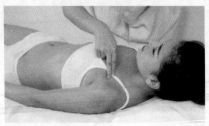

按摩　食指、中指并拢，两指揉按中府100次，每天坚持，可预防哮喘、肺炎等。

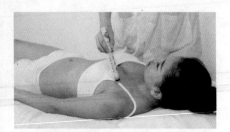

艾灸　用艾条温和灸中府5～20分钟，长期坚持，可改善体虚、中气不足。

膻 中

所属经络：膻中属任脉。
功效说明：止咳平喘、清肺宽胸。

主治病症

　　胸痛、呼吸困难、心悸、心绞痛等。

配伍治病

◎膻中配天突，有理气平喘的作用，主治哮喘。
◎膻中配肺俞、丰隆、内关，主治咳嗽痰喘。
◎膻中配厥阴俞、内关，主治心悸、心烦。

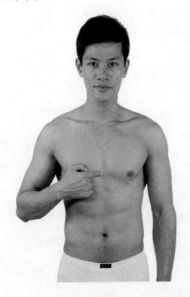

取穴　膻中位于在前正中线上，两乳头连线的中点。

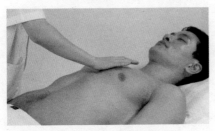

按摩　用手掌大鱼际擦按膻中5～10分钟，长期按摩，可改善呼吸困难、心悸等。

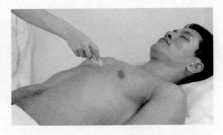

刮痧　用角刮法刮拭膻中，稍出痧即可，隔天一次，可缓解胸痛、咳嗽等。

中 脘

所属经络：中脘属任脉。

功效说明：和胃健脾、降逆利水。

主治病症

腹胀、呕吐、疳积、便秘等。

配伍治病

◎中脘配百会、神门，主治失眠、烦躁。

◎中脘配胞门、子宫，主治腰痛、痛经。

◎中脘配膻中、天突、丰隆，主治哮喘。

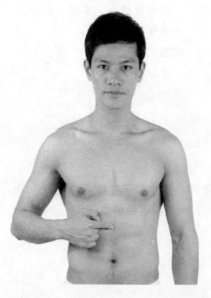

取穴 中脘位于人体上腹部，前正中线上，当脐中上4寸。

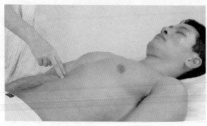

按摩 推揉中脘3~5分钟，长期按摩，可温中健胃、助消化等。

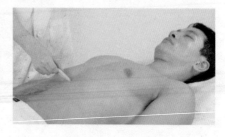

刮痧 用角刮法刮拭中脘，以出痧为度，隔天一次，可缓解腹胀、呕吐等。

天　突

所属经络：天突属任脉。

功效说明：理气平喘、降逆止呕。

主治病症

哮喘、胸闷、胸中气逆等。

配伍治病

◎天突配定喘、鱼际，有止咳平喘的作用，主治哮喘、咳嗽。

◎天突配内关、中脘，有健脾和胃的作用。

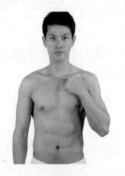

取穴　天突位于颈前区，前正中线上，胸骨上窝中央（胸骨柄上窝凹陷处）。

中　极

所属经络：中极属任脉。

功效说明：温阳利水、调经止带。

主治病症

遗精、膀胱炎、阳痿、月经不调等。

配伍治病

◎中极配水分、三焦俞、三阴交、气海、委阳治水肿。

◎中极配大赫、肾俞、阴交、三阴交、次髎治阳痿、月经不调、痛经、崩漏。

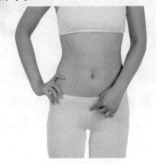

取穴　中极位于下腹部，前正中线上，当脐下4寸。

神 阙

所属经络：神阙属任脉。

功效说明：通经行气、回阳固脱。

主治病症

腹痛、肠鸣、四肢冰冷、脱肛、泄泻等。

配伍治病

◎神阙配百会、膀胱俞治脱肛。

◎神阙配关元治泄泻、肠鸣、腹痛。

◎神阙配足三里可缓解胃痛、腹痛。

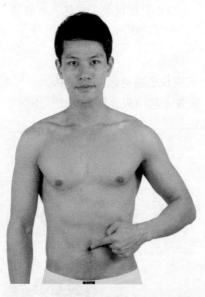

取穴 神阙位于腹中部，脐中央。

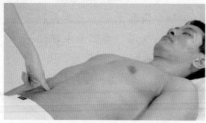

按摩 用拇指指尖点按神阙2～3分钟，长期按摩，可改善四肢冰冷、脱肛。

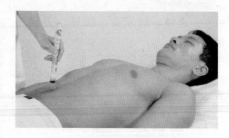

艾灸 用艾条温和灸5～10分钟，一天一次，可治疗腹胀、脐周痛、小便不利等。

关　元

所属经络：关元属任脉。

功效说明：培元固本、温阳固脱。

主治病症

瘾闭、尿频、痛经、崩漏、恶露不尽、疝气、腹痛、腹泻等。

配伍治病

◎关元配足三里、脾俞、公孙、大肠俞，治里急、腹痛。

◎关元配三阴交、血海，治痛经。

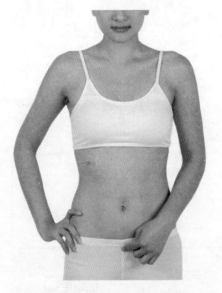

取穴　关元位于下腹部，前正中线上，当脐中下3寸。

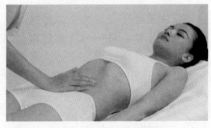

按摩　用手掌根部推揉关元2～3分钟，长期按摩，可改善痛经等。

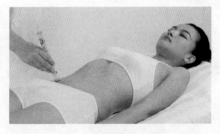

艾灸　用艾条温和灸关元5～10分钟，一天一次，可补益气血，辅助治疗月经不调等。

带 脉

所属经络：带脉属足少阳胆经。
功效说明：行气活血、温补肝肾。

主治病症

月经不调、经闭、小腹疼痛等。

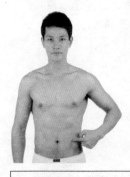

取穴 带脉位于侧腹部，当第11肋骨游离端下方垂线与脐水平线的交点上。

配伍治病

◎带脉配血海、膈俞，适宜用按摩疗法，主治月经不调。
◎带脉配中极、地机、三阴交，适宜用艾灸疗法，主治痛经、闭经。
◎带脉配阴陵泉、三阴交，适宜用拔罐疗法，可健脾渗湿、止带止遗。

膺 窗

所属经络：膺窗属足阳明胃经。
功效说明：止咳、消肿。

主治病症

咳嗽、气喘、胸肋胀痛、急性乳腺炎、胸膜炎等。

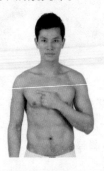

取穴 膺窗位于胸部，第3肋间隙，距前正中线4寸。

配伍治病

◎膺窗配乳根、内关、大椎、曲池、足三里，有清热解毒、消肿止痛的作用，主治乳痈等病症。

期　门

所属经络：期门属足厥阴肝经。
功效说明：疏肝健脾、理气活血。

主治病症

胸胁胀痛、呕吐、呃逆等。

配伍治病

◎期门配肝俞、膈俞，有活血化瘀的作用，主治胸胁胀痛、肝炎。
◎期门配内关、足三里，主治呃逆。

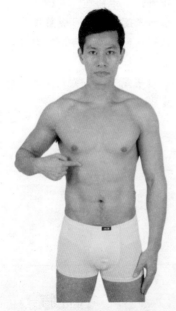

取穴　期门位于胸部，当乳头直下，第6肋间隙，前正中线旁开4寸。

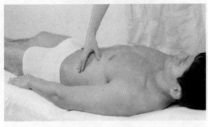

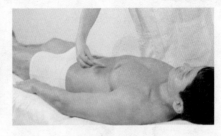

按摩　用大拇指按揉期门100～200次，每天坚持，能够缓解胸胁胀痛、呃逆。

刮痧　用角刮法从上而下刮拭期门穴3分钟，每天一次，可以缓解胸胁胀痛、呃逆。

归 来

所属经络：归来属足阳明胃经。

功效说明：调经止带、活血化瘀。

主治病症

腹痛、疝气、月经不调等。

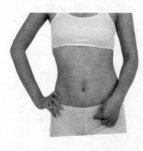

配伍治病

◎归来配太冲，有温经理气的作用，主治疝气、偏坠。

◎归来配合谷，可缓解腹痛。

◎归来配阴廉，可治疗白带异常、阴挺。

◎归来配气海、关元，可缓解腹胀、便秘。

取穴 归来位于腹部，脐中下4寸，前正中线旁开2寸。

华 盖

所属经络：华盖属任脉。

功效说明：宽胸利肺、降气平喘。

主治病症

胸痛、咳嗽、气喘等。

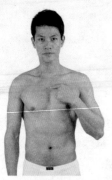

配伍治病

◎华盖配天突，主治气喘、痰饮停胸、胸痛。

◎华盖配气户，治胁肋疼痛。

取穴 华盖位于胸部，当前正中线上，平第1肋间隙处。

天　枢

所属经络：天枢属足阳明胃经。
功效说明：调理胃肠、消炎止泻。

主治病症

便秘、腹泻、消化不良等消化系统病症。

配伍治病

◎天枢配上巨虚，有解毒、清热的作用，主治痢疾。
◎天枢配足三里，适宜用艾灸疗法，可和中止泻。
◎天枢配中极、三阴交、太冲，适宜用刮痧疗法，可疏肝理气、调经止痛。

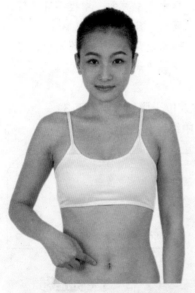

取穴　天枢位于腹部，脐中水平旁开2寸。

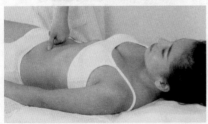

按摩　用拇指指腹按揉天枢1~3分钟，长期坚持，可改善便秘、消化不良等。

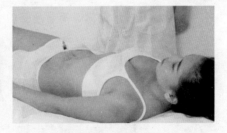

拔罐　用气罐在天枢留罐10分钟，隔天一次，可辅助治疗腹泻、肠鸣等病症。

水 道

所属经络：水道属足阳明胃经。
功效说明：利尿通淋、调经止痛。

主治病症

小便不利、痛经、胀痛不适等。

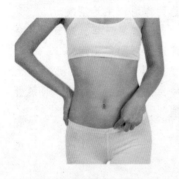

配伍治病

◎水道配筋缩，有通经活络的作用，主治脊强。
◎水道配关元、中极，可缓解痛经、疝气。
◎水道配三焦俞、关元俞，可缓解尿痛、尿急。

取穴 水道位于腹部，脐中下3寸，前正中线旁开2寸。

云 门

所属经络：云门属手太阴肺经。
功效说明：宣肺止咳。

主治病症

咳嗽、气喘、胸满、肩背痛等。

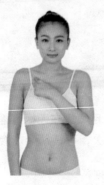

配伍治病

◎云门配尺泽、肺俞，主治支气管炎。
◎云门配肺俞、中府、天府、华盖，可治外感咳嗽、哮喘。

取穴 云门位于胸外侧部，肩胛骨喙突内缘，锁骨下窝凹陷处，前正中线旁开6寸。

中　庭

所属经络：中庭属任脉。

功效说明：宽胸消胀、降逆止呕。

主治病症

胸胁胀满、噎膈、呕吐等。

配伍治病

◎中庭配俞府治呕吐、消化不良。

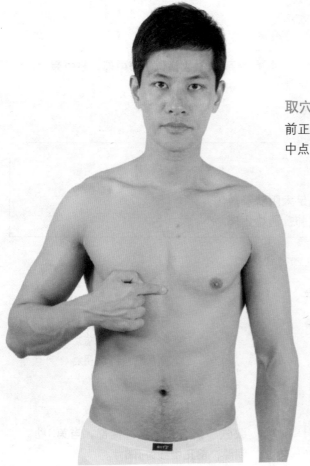

取穴　中庭位于胸部，前正中线上，剑胸结合中点处。

大 横

所属经络：大横属足太阴脾经。
功效说明：调理肠胃、温中散寒。

主治病症

泄泻、便秘、腹痛、脾胃虚寒等。

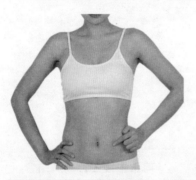

配伍治病

◎大横配天枢、足三里治腹痛、腹胀。
◎大横配支沟可缓解便秘。

取穴 大横位于腹中部，脐中旁开4寸。

胸 乡

所属经络：胸乡属足太阴脾经。
功效说明：理气宣肺、通络止痛。

主治病症

哮喘、胸胁胀痛等。

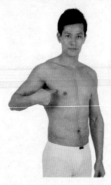

配伍治病

◎胸乡配膻中，可治胸胁胀痛。
◎胸乡配缺盆、中府，可缓解肺炎、支气管哮喘。
◎胸乡配神门、阴郄，可缓解心痛。

取穴 胸乡位于胸外侧部，当第3肋间隙，前正中线旁开6寸。

四　满

所属经络：四满属足少阴肾经。

功效说明：利水消肿、理气调经。

主治病症

　　月经不调、泄泻、水肿、小腹痛、遗精等。

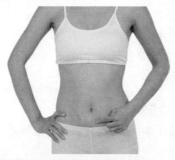

配伍治病

◎四满配太冲、膈俞，主治月经不调。

◎四满配气海、三阴交、肾俞、血海，主治月经不调。

取穴　四满位于下腹部，当脐中下2寸，前正中线旁开0.5寸。

石　门

所属经络：石门属任脉。

功效说明：理气止痛、通利水道。

主治病症

　　疝气、水肿、带下、崩漏等。

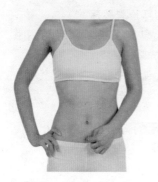

配伍治病

◎石门配阴陵泉、关元，防治四肢水肿。

◎石门配关元、天枢、气海、足三里，防治腹胀、腹泻。

取穴　石门位于下腹部，前正中线上，当脐中下2寸。

周 荣

所属经络：周荣属足太阴脾经。

功效说明：理气止咳、宣肺平喘。

主治病症

咳嗽、胸胁胀痛等。

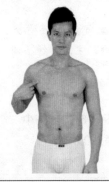

配伍治病

◎周荣配膻中，可治胸胁胀满、胸膜炎。

◎周荣配尺泽，可治咳嗽、气逆。

◎周荣配大包，可治肋间神经痛。

取穴 周荣位于胸外侧部，当第2肋间隙，前正中线旁开6寸。

大 包

所属经络：大包属足太阴脾经。

功效说明：宣肺理气、宽胸益脾。

主治病症

胸胁胀痛、全身乏力酸痛等。

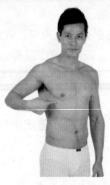

配伍治病

◎大包配三阳络、阳辅、足临泣，可治胸胁痛。

◎大包配足三里，可治四肢乏力。

◎大包配中府，可缓解气喘。

取穴 大包位于侧胸部，腋中线上，当第6肋间隙处。

气　舍

所属经络：气舍属足阳明胃经。
功效说明：止咳平喘、软坚散结。

主治病症

瘿瘤、瘰疬、颈项强痛、呃逆等。

◎气舍配扶突、人迎、合谷，有软坚散结、活血祛瘀的作用，主治瘿瘤。

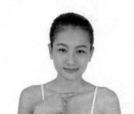

取穴　气舍位于人体的上胸部，锁骨根部稍中之处。

气　户

所属经络：气户属足阳明胃经。
功效说明：理气宽胸、止咳平喘。

主治病症

咳嗽、气喘、呃逆、胸痛等。

◎气户配云门、天府、神门，有降气平喘的作用，主治喘逆上气、呼吸肩息。

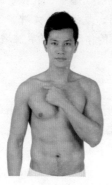

取穴　气户位于胸部，锁骨下缘，前正中线旁开4寸。

库 房

所属经络: 库房属足阳明胃经。
功效说明: 理气宽胸、泻热平喘。

主治病症

气喘、咯痰、呼吸不畅、胸胁胀痛等。

配伍治病

◎库房配肺俞、尺泽、孔最,有肃降肺气、清热凉血的作用,主治咳嗽、咯血。

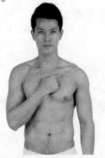

取穴 库房位于胸部,第1肋间隙,前正中线旁开4寸。

屋 翳

所属经络: 屋翳属足阳明胃经。
功效说明: 宣肺止咳、行气通乳。

主治病症

气喘、乳痈、呼吸不畅、咯痰、咯血等。

配伍治病

◎屋翳配膻中、乳根、肩井、期门、足三里、太冲,有疏肝解郁的作用,主治乳腺增生。

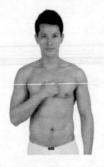

取穴 屋翳位于胸部,第2肋间隙,前正中线旁开4寸。

不　容

所属经络：不容属足阳明胃经。

功效说明：和胃、止呕、止痛。

主治病症

腹满脘痛、呕吐、食欲缺乏、腹痛引背等。

配伍治病

◎不容配中脘、公孙，有行气和胃、止痛的作用，主治胃痛、腹胀。

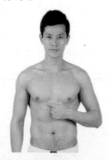

取穴　不容位于腹部，脐中上6寸，前正中线旁开2寸。

承　满

所属经络：承满属足阳明胃经。

功效说明：调中化滞、健脾和胃。

主治病症

肠鸣、呕吐、腹痛、腹胀、食欲缺乏等。

配伍治病

◎承满配足三里、脾俞、三阴交，有健脾和胃、增进食欲的作用，主治食欲缺乏。

◎承满配足三里，可治腹痛。

取穴　承满位于腹部，脐中上5寸，前正中线旁开2寸。

腹　哀

所属经络：腹哀属足太阴脾经。

功效说明：健脾和胃、理气通肠。

主治病症

消化不良、腹痛、便秘、腹胀等。

配伍治病

◎腹哀配气海，可治肠鸣。

◎腹哀配天枢，可治便秘。

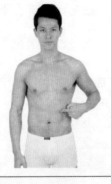

取穴　腹哀穴位于上腹部，当脐中上3寸，前正中线旁开4寸。

食　窦

所属经络：食窦属足太阴脾经。

功效说明：宽胸利膈、健脾和中。

主治病症

胸胁胀痛，水肿等。

配伍治病

◎食窦配膻中，可治胸胁胀痛。

◎食窦配气海、关元，可缓解腹胀。

◎食窦配缺盆，可治肺炎、胸膜炎。

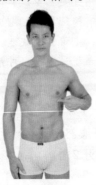

取穴　食窦位于胸外侧部，当第5肋间隙，前正中线旁开6寸。

天　溪

所属经络：天溪属足太阴脾经。
功效说明：止咳通乳、宽胸理气。

主治病症

胸胁疼痛、咳嗽等。

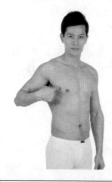

取穴　天溪穴位于胸外侧部，当第4肋间隙，前正中线旁开6寸。

配伍治病

◎天溪配膻中，可治胸胁疼痛。
◎天溪配中脘，可治胸胁胀痛、胸膜炎。
◎天溪配肺俞，可治肺炎。
◎天溪配太渊、列缺，可治支气管炎、哮喘。

气　穴

所属经络：气穴属足少阴肾经。
功效说明：补益冲任、益肾暖胞。

主治病症

月经不调、带下、不孕、腹痛引腰脊等。

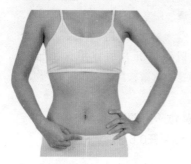

取穴　气穴位于下腹部，当脐中下3寸，前正中线旁开0.5寸。

配伍治病

◎气穴配关元、三阴交，有益肾气、暖胞宫、调冲任的作用，主治闭经。
◎气穴配天枢、上巨虚，有调胃肠、清利湿热的作用，主治泄泻、痢疾。

横 骨

所属经络：横骨属足少阴肾经。

功效说明：清热除燥、益肾助阳。

主治病症

阳痿、疝气、脱肛等。

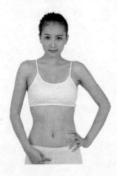

取穴 横骨位于下腹部，当脐中下5寸，前正中线旁开0.5寸。

配伍治病

◎横骨配阴陵泉、三阴交，有清下焦、利湿热的作用，主治小便不利、尿道炎。

◎横骨配肾俞、关元，有温肾壮阳的作用，主治遗精、阳痿。

大 赫

所属经络：大赫属足少阴肾经。

功效说明：调经止带、益肾助阳。

主治病症

遗精、带下、肾阳虚引起的不孕不育症、阳痿、小腹痛等。

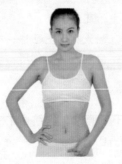

配伍治病

◎大赫配关元、三阴交，有益元气、理下焦的作用，主治月经不调、阴茎疼痛。

◎大赫配命门、中封，有补命门、益肝肾的作用，主治遗精、滑精、阳痿。

取穴 大赫位于下腹部，当脐中下4寸，前正中线旁开0.5寸。

幽 门

所属经络：幽门属足少阴肾经。
功效说明：降逆、止呕、和胃。

主治病症

腹痛、呕吐、消化不良等。

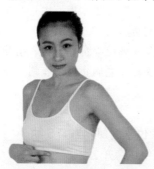

配伍治病

◎幽门配内关、梁丘，有理气和胃、调肠止痛的作用，主治胃痛、呃逆、腹痛。
◎幽门配支沟、阳陵泉，有疏肝清热、理气活血的作用，主治胁痛、肋间神经痛。

取穴　幽门位于上腹部，当脐中上6寸，前正中线旁开0.5寸。

商 曲

所属经络：商曲属足少阴肾经。
功效说明：消积止痛。

主治病症

腹痛、泄泻、便秘等。

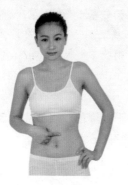

配伍治病

◎商曲配大肠俞、天枢主治泄泻、痢疾。
◎商曲配中脘、大横，主治腹痛、腹胀。
◎商曲配支沟，主治便秘。

取穴　商曲位于上腹部，当脐中上2寸，前正中线旁开0.5寸。

步 廊

所属经络：步廊属足少阴肾经。

功效说明：止咳平喘。

主治病症

多痰、咳嗽、气喘等。

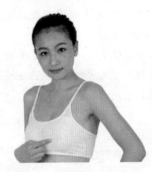

配伍治病

◎步廊配肺俞，有宽胸、利气、降逆的作用，主治咳喘、气喘。

◎步廊配心俞、内关，有宁心安神、宽胸止痛的作用，主治心悸、怔忡、胸痛。

取穴　步廊位于胸部，当第5肋间隙，前正中线旁开2寸。

石 关

所属经络：石关属足少阴肾经。

功效说明：消食通便、调理下焦。

主治病症

腹胀、呕吐、便秘、呃逆等。

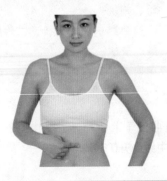

配伍治病

◎石关配三阴交、阴交、肾俞，治先兆流产和不孕症。

◎石关配中脘、内关，治胃痛、呕吐、腹胀。

取穴　石关位于上腹部，当脐中上3寸，前正中线旁开0.5寸。

下　脘

所属经络：下脘属任脉。
功效说明：健脾和胃。

主治病症

腹胀、饮食不化、呕吐等。

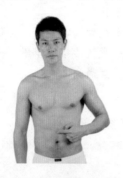

配伍治病

◎下脘配肺俞、脾俞、肾俞、足三里、太溪，主治消渴。
◎下脘配中脘、内关、足三里，治呕吐。

取穴　下脘位于上腹部，前正中线上，当脐中上2寸。

上　脘

所属经络：上脘属任脉。
功效说明：和胃降逆、化痰宁神。

主治病症

呕吐、呃逆、腹胀、食欲缺乏、腹中积聚、癫痫等。

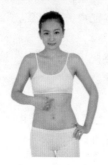

配伍治病

◎上脘配丰隆，治纳呆。
◎上脘配天枢、中脘，治嗳气吞酸、腹胀、肠鸣、泄泻。
◎上脘配内关、足三里，治胃痛、呕吐。

取穴　上脘位于人体上腹部，前正中线上，当脐中上5寸。

肓 俞

所属经络：肓俞属足少阴肾经。
功效说明：理气和胃、降逆止痛、通经活络。

主治病症

腹痛、泄泻、便秘等。

配伍治病

◎肓俞配合谷、天枢，有清阳明热的作用。
◎肓俞配大敦、归来，有疏肝调肠、理气活络的作用，主治疝气、腹痛。

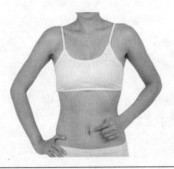

取穴　肓俞位于腹中部，当脐中旁开0.5寸。

腹通谷

所属经络：腹通谷属足少阴肾经。
功效说明：健脾和胃。

主治病症

呕吐、腹中积聚、胃脘胀痛等。

配伍治病

◎腹通谷配胃俞、足三里，主治腹痛、腹胀。
◎腹通谷配内关、中脘，治胃气上逆。
◎腹通谷配申脉、照海，治癫痫、惊悸。

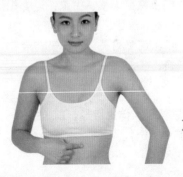

取穴　腹通谷位于上腹部，当脐中上5寸，前正中线旁开0.5寸。

神 封

所属经络：神封属足少阴肾经。
功效说明：降浊升清、宽胸理肺。

主治病症

咳嗽、呕吐、气喘、胸胁胀痛等。

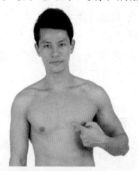

配伍治病

◎神封配肺俞、太渊，宣肺理气、止咳平喘，主治咳嗽。
◎神封配肝俞、阳陵泉，主治胸胁疼痛。

取穴 神封位于胸部，当第4肋间隙，前正中线旁开2寸。

神 藏

所属经络：神藏属足少阴肾经。
功效说明：宽胸理气、降逆平喘。

主治病症

咳嗽、气喘、胸痛等。

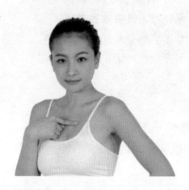

配伍治病

◎神藏配肺俞、定喘、尺泽，有清肺化痰、止咳平喘的作用，主治胸痛、咳嗽、气喘。
◎神藏配灵墟、神门，可治失眠、健忘。

取穴 神藏位于胸部，当第2肋间隙，前正中线旁开2寸。

俞 府

所属经络：俞府属足少阴肾经。
功效说明：止咳平喘、和胃降逆。

主治病症

咳嗽、气喘、胸痛等。

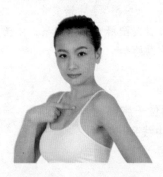

配伍治病

◎俞府配合谷、足三里，有理气降逆的作用，主治恶心、呕吐。
◎俞府配天突、肺俞，可治咳嗽。

取穴　俞府位于胸部，当锁骨下缘，前正中线旁开2寸。

子 宫

所属经络：子宫属经外奇穴。
功效说明：调经止痛、理气和血。

主治病症

月经不调、痛经、不孕等。

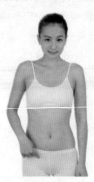

配伍治病

◎子宫配关元、血海、阳陵泉，可治慢性盆腔炎。
◎子宫配归来、关元、筑宾、三阴交治前列腺炎。

取穴　子宫位于下腹部，当脐中下4寸，前正中线旁开3寸。

京 门

所属经络：京门属足少阳胆经。

功效说明：健脾利水、温阳益肾。

主治病症

泄泻、水肿、小便不利、腰痛等。

配伍治病

◎京门配肾俞、三阴交，主治肾虚腰痛。

◎京门配命门、身柱、筋缩，缓解脊强脊痛。

◎京门配行间，缓解腰痛。

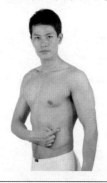

取穴 京门位于腰部侧端，第12肋游离端下方凹陷处，章门穴后1.8寸处。

维 道

所属经络：维道属足少阳胆经。

功效说明：调理冲任、利水消肿、健脾和胃。

主治病症

呕吐、食欲缺乏、水肿、腰腿痛等。

配伍治病

◎维道配带脉、中极、太冲、三阴交治卵巢囊肿、闭经。

◎维道配百会、三阴交、气海、足三里，治气虚下陷之阴挺或带下症。

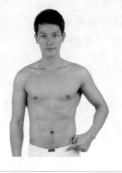

取穴 维道位于侧腹部，髂前上棘前下方，五枢前下0.5寸。

五 枢

所属经络：五枢属足少阳胆经。

功效说明：调经止带、调理下焦。

主治病症

月经不调、疝气、腰痛等。

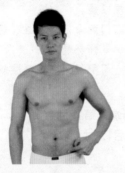

配伍治病

◎五枢配三阴交，有散寒止痛的作用。

◎五枢配太冲、曲泉，主治少腹痛、疝气。

◎五枢配带脉、气海，可治疗月经不调、赤白带下。

取穴　五枢位于侧腹部，当髂前上棘的前方，横平脐下3寸处。

渊 腋

所属经络：渊腋属足少阳胆经。

功效说明：理气宽胸、消肿通经。

主治病症

胸胁胀痛、上肢痹痛、腋下肿等。

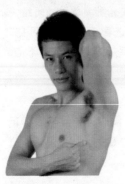

配伍治病

◎渊腋配大包，治胸胁痛、肋间神经痛。

◎渊腋配天宗、肩井、肩髎、臑会、支沟、外关，治臂痛不举。

取穴　渊腋位于腋部，当腋中线上，腋窝下3寸，第4肋间隙中。

璇 玑

所属经络：璇玑属任脉。
功效说明：理气润肺、止咳平喘。

主治病症

咳嗽、气喘、胸痛、咽喉肿痛等。

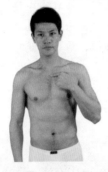

取穴 璇玑位于胸部，当前正中线上，胸骨上窝中央下1寸处。

配伍治病

◎璇玑配大椎、定喘、肺俞，治哮喘。
◎璇玑配合谷、鸠尾，治咽炎。
◎璇玑配鸠尾，有清热化痰的作用，主治喉痹咽肿、咳嗽胸痛。

玉 堂

所属经络：玉堂属任脉。
功效说明：宽胸止痛、止咳平喘。

主治病症

气短、胸痛、乳房胀痛、呕吐等。

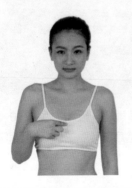

配伍治病

◎玉堂配膻中、列缺、尺泽，可宣肺降气、止咳平喘，治咳喘。
◎玉堂配幽门，有宽中利气、降逆止呕的作用，治烦心呕吐、胸脘满胀。

取穴 玉堂位于胸部，当前正中线上，平第3肋间隙。

巨 阙

所属经络：巨阙属任脉。
功效说明：宽胸理气、调理胃肠。

主治病症

　　胸痛、心悸、气喘、癫狂、呕吐、呃逆等。

配伍治病

◎巨阙配内关，治心绞痛。
◎巨阙配章门、合谷、中脘、内关、足三里，治呃逆。
◎巨阙配神门，治失眠健忘。

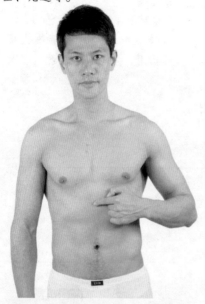

取穴　　巨阙位于人体上腹部，前正中线上，当脐中上6寸。

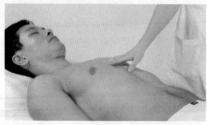

按摩　　用拇指指尖点揉巨阙3～5分钟，长期按摩，可改善癫痫、胃下垂等。

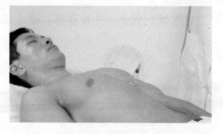

拔罐　　用气罐在巨阙穴留罐10～15分钟，可治疗胃下垂、呕吐、腹泻等。

第四章

腰背部常用穴位解说

●黄帝内经云：『五脏六腑出于背，欲得而验之，按其处，应在中而痛解。』故脏腑发生病变时，就会在背部出现异常点，在临床上，可以通过按摩、刮痧、拔罐、艾灸等方法，疏通经络、活跃气血，达到经络正常运行的目的。本章详细介绍了腰背部的常用保健穴位。

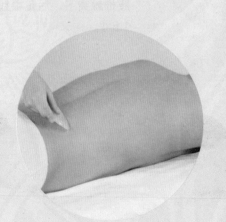

肾 俞

所属经络：肾俞属足太阳膀胱经。
功效说明：益肾助阳、通利腰脊。

主治病症

　　小便不利、水肿、月经不调、阳痿、遗精、腰膝酸软。

配伍治病

◎肾俞配殷门、委中，主治腰膝酸痛。
◎肾俞配京门，主治遗精、阳痿、月经不调。
◎肾俞配听宫、翳风，主治耳鸣、耳聋。

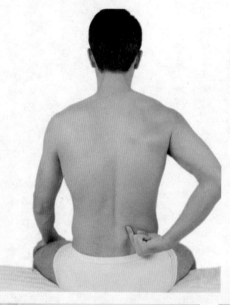

取穴　肾俞位于腰部，第2腰椎棘突下，后正中线旁开1.5寸。

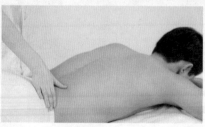

按摩　用拇指按揉肾俞100~200次，每天坚持，可改善月经不调、阳痿等。

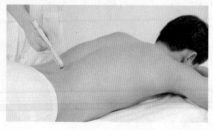

艾灸　用艾条温和灸肾俞5~20分钟，每日一次，可改善腰膝酸软、月经不调、水肿。

命　门

所属经络：命门属督脉。
功效说明：补肾壮阳。

主治病症

　　腰痛、遗尿、尿频、赤白带下、胎屡坠、脊强反折、手足逆冷等。

配伍治病

◎命门配肾俞、气海，可补益肾气、固涩精关。
◎命门配肾俞，可强腰利膝。
◎命门配天枢、气海、关元，适宜用艾灸疗法，可温肾健脾。

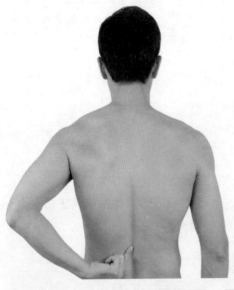

取穴　命门位于腰部，后正中线上，第2腰椎棘突下凹陷中。

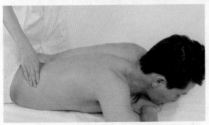

按摩　用大拇指揉按命门100～200次，长期坚持，可改善尿频、遗尿等病症。

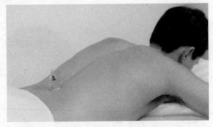

拔罐　用气罐在命门留罐10～15分钟，隔天一次，可改善虚损腰痛、脊强反折、手足逆冷。

大 椎

所属经络：大椎属督脉。

功效说明：祛风散寒、截疟止痫。

主治病症

疟疾、热病、呃逆、项强、骨蒸潮热、咳嗽、气喘等。

配伍治病

◎大椎配合谷、中冲，可解表泻热。

◎大椎配长强，可通调督脉。

◎大椎配腰俞，可通督行气、清热截疟。

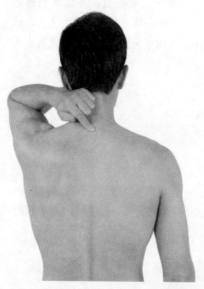

取穴　大椎位于颈部，后正中线上，第7颈椎棘突下凹陷中。

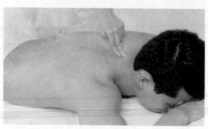

按摩　用食指、中指揉按大椎100~200次，每天坚持，可治风疹、热病、呃逆等。

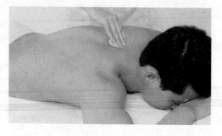

刮痧　用角刮法刮拭大椎，稍出痧即可，隔天一次，可治疗腰脊强、落枕、小儿惊风。

心　俞

所属经络：心俞属足太阳膀胱经。
功效说明：宽胸理气、通络安神。

主治病症

　　心痛、心悸、咳嗽、失眠、健忘等。

配伍治病

◎心俞配巨阙，有行气活血的作用，主治心痛、冠心病。
◎心俞配神门、三阴交，主治健忘、失眠。

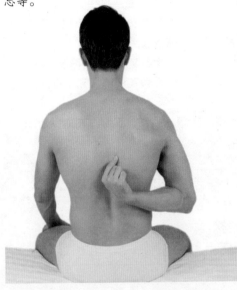

取穴　心俞位于背部，当第5胸椎棘突下，后正中线旁开1.5寸。

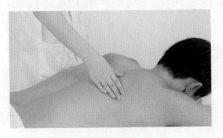

按摩　用大拇指按揉心俞100～200次，每天坚持，能够缓解心痛、心悸。

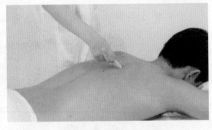

刮痧　用面刮法从上而下刮拭心俞穴，力度微重，隔天一次，可缓解心痛、心悸等。

八 髎

所属经络：八髎属足太阳膀胱经。

功效说明：调经止痛、补肾壮阳。

主治病症

月经不调、痛经、带下、阳痿等。

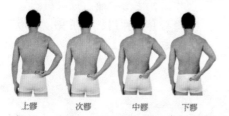

上髎　　次髎　　中髎　　下髎

配伍治病

◎上髎配三阴交、中极，可治小便不利。

◎次髎配关元、三阴交，可治痛经、月经不调。

◎中髎配足三里，可治便秘。

◎下髎配气海，可治腹痛。

取穴　八髎位于腰骶孔处，实为上髎、次髎、中髎、下髎，左右共8个，分别在第一、二、三、四骶后孔中。

风 门

所属经络：风门属足太阳膀胱经。

功效说明：宣通肺气、清热止痛。

主治病症

咳嗽、头痛、鼻塞、颈项强痛等。

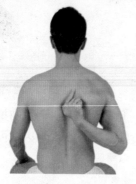

配伍治病

◎风门配肩井、支沟，有舒经通络、镇痛的作用，主治肩背疼痛、肋间神经痛。

◎风门配合谷、外关，主治发热、咳嗽。

取穴　风门位于背部，第2胸椎棘突下，后正中线旁开1.5寸。

肝 俞

所属经络：肝俞属足太阳膀胱经。

功效说明：疏肝利胆、降火止痉。

主治病症

胁痛、黄疸、眼疾、癫狂痫等。

配伍治病

◎肝俞配期门，主治肝炎、胆囊炎、胁痛。

◎肝俞配百会、太冲，主治头昏头痛、眩晕。

◎肝俞配肾俞、太溪，主治健忘、失眠。

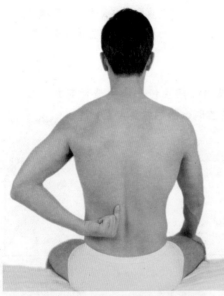

取穴 肝俞位于背部，第9胸椎棘突下，后正中线旁开1.5寸。

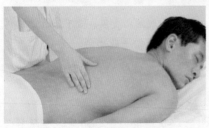

按摩 用大拇指按揉肝俞100~200次，每天坚持，能够改善咳嗽、口苦。

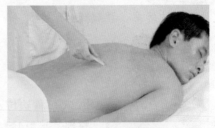

刮痧 用面刮法从上而下刮拭肝俞，力度微重，出痧为度，可辅助治疗眼部病症。

肩 贞

所属经络：肩贞属手太阳小肠经。
功效说明：醒脑清热、通经活络。

肩周炎、耳鸣、耳聋等。

◎肩贞配肩髎，主治肩臂疼痛、上肢瘫痪。
◎肩贞配天井，主治淋巴结炎。
◎肩贞配完骨，主治耳鸣。

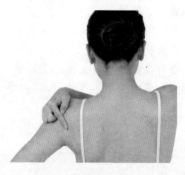

取穴 肩贞位于肩关节后下方，臂内收时，腋后纹头直上1寸。

秩 边

所属经络：秩边属足太阳膀胱经。
功效说明：舒经活络、强健腰膝、清利下焦。

下肢痿痹、腰腿疼痛、小便不利等。

◎秩边配阳陵泉、委中，舒筋通络，主治下肢痿痹。
◎秩边配支沟、承山，有疏调三焦脏腑的作用，主治大小便不利。
◎秩边配曲泉、阴廉，有疏肝胆、清湿热、理下焦的作用，主治阴痛、睾丸炎。

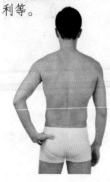

取穴 秩边位于臀部，平第4骶后孔，后正中线旁开3寸。

胆 俞

所属经络：胆俞属足太阳膀胱经。

功效说明：疏肝利胆、清热除湿。

主治病症

胆疾、眼疾、呕吐、胁痛等。

配伍治病

◎胆俞配阳陵泉、太冲，适宜用按摩疗法，可舒肝、理气、和胃。

◎胆俞配日月，适宜用刮痧疗法，主治肝胆疾病，如黄疸、胁痛等。

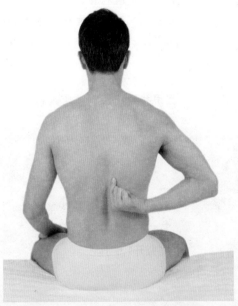

取穴 胆俞位于背部，第10胸椎棘突下，后正中线旁开1.5寸。

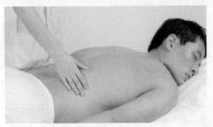

按摩 用大拇指按揉胆俞100～200次，每天坚持，能够改善胸闷、口苦。

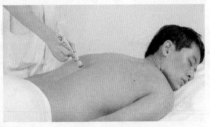

艾灸 用艾条温和灸胆俞5～20分钟，每日一次，可改善呕吐、胁痛。

脾 俞

所属经络：脾俞属足太阳膀胱经。

功效说明：健脾和胃、利湿升清。

主治病症

呕吐、泄泻、水肿、腹胀等。

配伍治病

◎脾俞配章门，适宜用按摩疗法，可健脾和胃。

◎脾俞配膈俞、大椎，适宜用刮痧疗法，可扶脾统血、清热止血。

◎脾俞配足三里、三阴交，适宜用拔罐疗法，可清热利湿、健脾养肝。

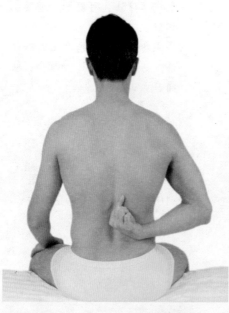

取穴 脾俞位于背部，第11胸椎棘突下，后正中线旁开1.5寸。

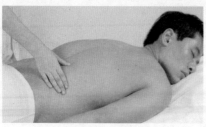

按摩 大拇指按揉脾俞100~200次，每天坚持，能够治疗腹胀、呕吐、泄泻。

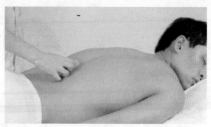

刮痧 用面刮法从中间向外刮拭脾俞3~5分钟，隔天一次，可治疗嗜睡、乏力、痢疾。

胃 俞

所属经络：胃俞属足太阳膀胱经。
功效说明：和胃降逆、健脾助运。

主治病症

　　胃脘痛、消化不良、腹胀、呕吐、肠鸣等。

配伍治病

◎胃俞配上巨虚、三阴交，主治泄泻、痢疾。
◎胃俞配中脘，主治胃痛、呕吐。
◎胃俞配内关、梁丘，主治胃痉挛、胰腺炎。

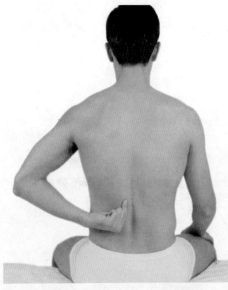

取穴　胃俞位于背部，第12胸椎棘突下，后正中线旁开1.5寸。

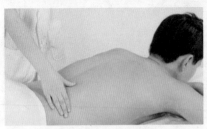

按摩　用大拇指按揉胃俞100~200次，每天坚持，能够治疗各种脾胃病。

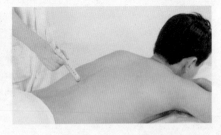

艾灸　用艾条温和灸胃俞5~20分钟，每日一次，可改善胃寒证等疾病。

腰阳关

所属经络：腰阳关属督脉。

功效说明：除湿降浊、强健腰膝、行气止痛。

主治病症

月经不调、遗精、阳痿、腰骶痛等。

配伍治病

◎腰阳关配肾俞、次髎、委中，防治腰腿疼痛。

◎腰阳关配腰夹脊、秩边、承山、飞扬，防治坐骨神经痛。

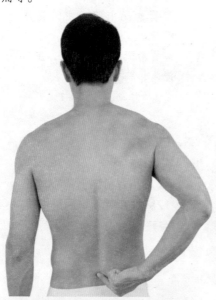

取穴 腰阳关位于腰部，后正中线上，第4腰椎棘突下凹陷中。

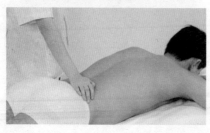

按摩 用手掌大鱼际揉按腰阳关2~3分钟，每天坚持按摩，可缓解腰腿痛。

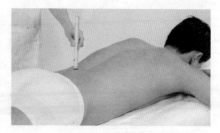

艾灸 用艾条温和灸腰阳关10~15分钟，一天一次，可辅助治疗膀胱炎、盆腔炎。

臑　俞

所属经络：臑俞属手太阳小肠经。
功效说明：化痰消肿、舒筋活络。

肩臂疼痛、肩周炎等。

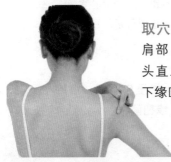

取穴　臑俞位于肩部，当腋后纹头直上，肩胛冈下缘凹陷中。

配伍治病

◎臑俞配臂臑，主治肩臂酸痛。
◎臑俞配肺俞，主治咳嗽、气喘。
◎臑俞配肩井、膻中，主治乳痈。

秉　风

所属经络：秉风属手太阳小肠经。
功效说明：散风活络、止咳化痰。

主治病症

肩背疼痛、咳喘、肩胛痛等。

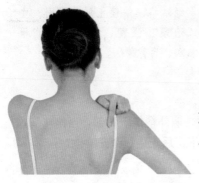

取穴　秉风位于肩胛部，肩胛冈中点上方，冈上窝中。

配伍治病

◎秉风配太渊、肺俞，有理肺止咳、化痰的作用，主治咳嗽咯痰。
◎秉风配天宗，可治上肢不遂。

曲 垣

所属经络：曲垣属手太阳小肠经。
功效说明：舒经活络、散风止痛。

主治病症

肩胛痛、肩背疼痛等。

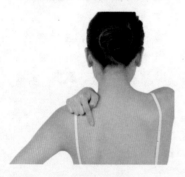

配伍治病

◎曲垣配大椎，有通阳、舒筋活络的作用，主治肩背痛。
◎曲垣配天宗，可治肩痛。

取穴 曲垣位于肩胛部，肩胛冈内侧端上缘凹陷中。

肩外俞

所属经络：肩外俞属手太阳小肠经。
功效说明：舒经活络、祛风止痛。

主治病症

颈项强痛、颈椎病、前臂冷痛等。

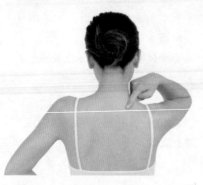

配伍治病

◎肩外俞配大椎、后溪，有舒经活络、解痉止痛的作用，主治颈项强直、颈椎病、胸椎病、肩背酸痛。

取穴 肩外俞位于背部，当第1胸椎棘突下，后正中线旁开3寸。

肩中俞

所属经络：肩中俞属手太阳小肠经。
功效说明：解表宣肺、活络止痛。

主治病症

咳嗽、气喘、颈项强痛等。

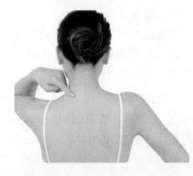

配伍治病

◎肩中俞配肩髎、外关，有舒筋活络、止痛的作用，主治肩背疼痛、肩周炎。
◎肩中俞配肩外俞，可治肩背疼痛。

取穴　肩中俞位于背部，当第7颈椎棘突下，后正中线旁开2寸。

厥阴俞

所属经络：厥阴俞属足太阳膀胱经。
功效说明：除烦解闷、活血止痛。

主治病症

心痛、胸闷、呕吐等。

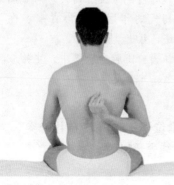

配伍治病

◎厥阴俞配膻中，有宽胸理气、活血的作用，主治心痛、心悸、胸满、烦闷。
◎厥阴俞配内关、胃俞，主治胃痛、呕吐。

取穴　厥阴俞位于背部，当第4胸椎棘突下，后正中线旁开1.5寸。

督　俞

所属经络：督俞属足太阳膀胱经。
功效说明：理气止痛、强心通脉。

主治病症

心痛、腹痛、腹胀、肠鸣、气逆等。

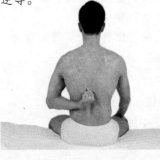

配伍治病

◎督俞配合谷、足三里，主治腹痛、腹胀。
◎督俞配肩井、膻中，有清热活血、行气止痛的作用，主治乳痈、乳腺增生。

取穴　督俞位于背部，当第6胸椎棘突下，后正中线旁开1.5寸。

膈　俞

所属经络：膈俞属足太阳膀胱经。
功效说明：理气宽胸、养血和营。

主治病症

呕吐、呃逆、气喘及鼻出血、牙龈出血、吐血、咯血等各种血证。

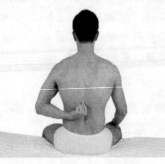

配伍治病

◎膈俞配中脘、内关，有宽胸利气的作用，主治胃痛、呃逆、呕吐、肠炎。
◎膈俞配肺俞、膻中，主治咳嗽、气喘、肺炎。

取穴　膈俞位于背部，第7胸椎棘突下，后正中线旁开1.5寸。

天　宗

所属经络：天宗属手太阳小肠经。
功效说明：活血通络、消炎止痛。

主治病症

肩背疼痛、肩胛痛、咳喘等。

配伍治病

◎天宗配臑会，主治肩臂肘痛、肩周炎。
◎天宗配膻中，主治乳痈、乳腺增生。
◎天宗配秉风，可治肩胛疼痛。

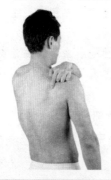

取穴　天宗位于肩胛部，肩胛冈中点与肩胛骨下角连线上1/3与下2/3交点凹陷中。

三焦俞

所属经络：三焦俞属足太阳膀胱经。
功效说明：疏风清热、通利关窍、利水强腰。

主治病症

腹胀、肠鸣、小便不利、水肿等。

配伍治病

◎三焦俞配身柱、命门，主治腰脊强痛。
◎三焦俞配石门，有利尿消肿的作用，主治水肿、小便不利。

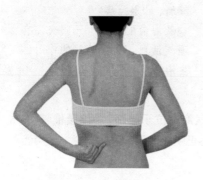

取穴　三焦俞位于腰部，第1腰椎棘突下，后正中线旁开1.5寸。

肺 俞

所属经络：肺俞属足太阳膀胱经。

功效说明：调补肺气、祛风止痛。

咳嗽、气喘、胸闷、潮热、盗汗等。

◎肺俞配中府，主治咳嗽。

◎肺俞配膏肓、三阴交，主治潮热、盗汗。

◎肺俞配曲池、血海，主治皮肤瘙痒、荨麻疹。

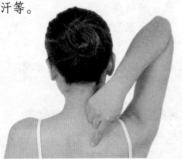

取穴 肺俞穴位于背部，第3胸椎棘突下，后正中线旁开1.5寸。

气海俞

所属经络：气海俞属足太阳膀胱经。

功效说明：益肾壮阳、调经止痛。

痛经、腰痛、月经不调、痔疮、水肿、遗精、阳痿等。

◎气海俞配殷门、昆仑，主治腰痛、下肢瘫痪。

◎气海俞配承山、三阴交，有理气活血、化瘀消痔的作用，主治痛经、痔疮。

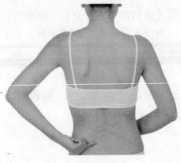

取穴 气海俞位于腰部，第3腰椎棘突下，后正中线旁开1.5寸。

腰 奇

所属经络：腰奇属经外奇穴。

功效说明：理气通便、调经止痛。

主治病症

头痛、失眠、腰脊强痛、便秘、癫痫等。

配伍治病

◎腰奇配大椎、间使治癫痫。

◎腰奇配百会，有通经活络的作用，主治头痛。

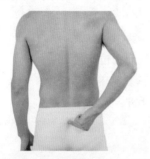

取穴 腰奇位于骶部，当尾骨端直上2寸，骶角之间凹陷处。

小肠俞

所属经络：小肠俞属足太阳膀胱经。

功效说明：利尿通淋、清热利湿。

主治病症

遗精、遗尿、腰痛、便秘等。

配伍治病

◎小肠俞配大横、下巨虚，有清热、健脾、祛湿的作用，主治肠炎、泄泻、痢疾。

◎小肠俞配关元，主治下元不足、遗精、遗尿。

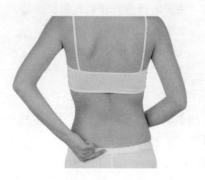

取穴 小肠俞位于人体的骶部，当后正中线旁开1.5寸，横平第1骶后孔。

关元俞

所属经络：关元俞属足太阳膀胱经。
功效说明：温肾壮阳、培补元气、调理下焦。

主治病症

腹胀、泄泻、小便不利、腰骶痛等。

配伍治病

◎关元俞配气海治腹胀。
◎关元俞配三焦俞，主治阳痿。

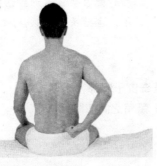

取穴 关元俞位于腰部，当第5腰椎棘突下，后正中线旁开1.5寸。

膀胱俞

所属经络：膀胱俞属足太阳膀胱经。
功效说明：清热、利尿、通便。

主治病症

便秘、遗尿、泄泻等。

配伍治病

◎膀胱俞配中极，为俞募配法，有清热利湿的作用，主治水道不利、癃闭、小便赤涩。
◎膀胱俞配肾俞，治小便不利。

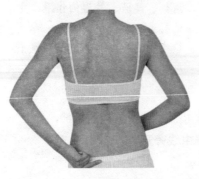

取穴 膀胱俞位于身体骶部，后正中线旁开1.5寸处，与第2骶后孔齐平。

附　分

所属经络：附分属足太阳膀胱经。
功效说明：舒筋活络、祛风散寒。

主治病症

肩背拘急、颈项强痛、肘臂麻木等。

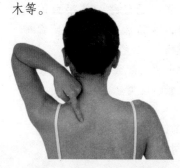

配伍治病

◎附分配风池、后溪，主治颈项强痛。

◎附分配大椎、肩髃，有散寒除湿、通经活络的作用，主治肩背拘急疼痛。

取穴　附分位于背部，第2胸椎棘突下，后正中线旁开3寸。

肩　髎

所属经络：肩髎属手少阳三焦经。
功效说明：祛湿通络。

主治病症

肩臂痛、肋间神经痛等。

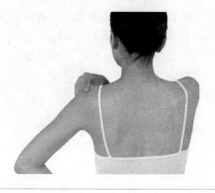

配伍治病

◎肩髎配肩井、天宗，主治肩重不能举。

◎肩髎配风池、曲池，主治风疹。

取穴　肩髎位于肩部，肩髃后方，当臂外展时，于肩峰后下方呈现凹陷处。

中膂俞

所属经络：中膂俞属足太阳膀胱经。
功效说明：理气顺肠、强健腰膝。

主治病症

腹胀、泄泻、痢疾、腰骶痛等。

配伍治病

◎中膂俞配委中、昆仑，有舒筋骨、通经络、祛瘀血的作用，主治腰脊强痛、坐骨神经痛。
◎中膂俞配天枢、气海，主治腹胀、肠炎。

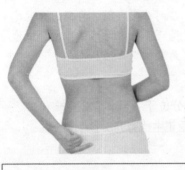

取穴　中膂俞位于骶部，当后正中线旁开1.5寸，平第3骶后孔。

会　阳

所属经络：会阳属足太阳膀胱经。
功效说明：清热利湿、益肾固带。

主治病症

痔疮、痢疾、阳痿、带下等。

配伍治病

◎会阳配曲池、血海，有祛风除湿、活血止痒的作用，主治阴部皮炎、瘙痒。
◎会阳配百会、长强，升阳固脱，主治脱肛、痔疮。

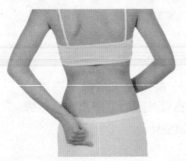

取穴　会阳位于在骶部，尾骨端旁开0.5寸。

胞肓

所属经络：胞肓属足太阳膀胱经。

功效说明：补肾强腰、通利二便。

主治病症

腰痛、肠鸣、腹胀、大小便不利等。

配伍治病

◎胞肓配委中，可治腰痛。

◎胞肓配命门、殷门，有活血、通络、止痛的作用，主治腰脊疼痛。

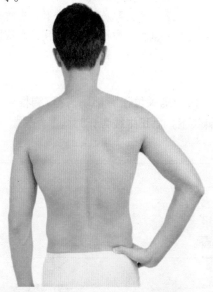

取穴 胞肓位于臀部，横平第2骶后孔，后正中线旁开3寸。

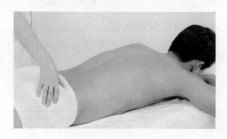

按摩 用拇指按揉胞肓100～200次，每天坚持，能够治疗腹胀、肠鸣、腰痛。

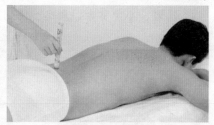

艾灸 用艾条温和灸胞肓5～10分钟，每日1次，可改善肠鸣、腹胀。

膈 关

所属经络：膈关属足太阳膀胱经。

功效说明：和胃降逆、宽胸理气。

主治病症

嗳气、呃逆、胸胁胀满等。

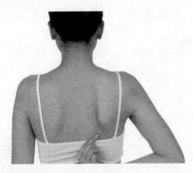

配伍治病

◎膈关配天突、内关，主治呕吐、膈肌痉挛。

◎膈关配足三里、公孙，有健脾消积、和胃理气的作用，主治饮食不下、胃痛、肠炎。

取穴 膈关位于背部，当第7胸椎棘突下，后正中线旁开3寸。

阳 纲

所属经络：阳纲属足太阳膀胱经。

功效说明：疏肝利胆、调理肠胃。

主治病症

泄泻、小便黄赤、肠鸣、消化不良等。

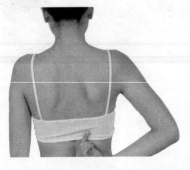

配伍治病

◎阳纲配天枢、气海，有理中和胃、调肠止泻的作用，主治肠鸣、腹痛、腹胀、泄泻。

◎阳纲配大椎、胆俞、足三里，治恶心欲吐。

取穴 阳纲位于背部，当第10胸椎棘突下，后正中线旁开3寸。

胃　仓

所属经络：胃仓属足太阳膀胱经。
功效说明：健脾和胃、理气消食。

主治病症

胃痛、腹胀、消化不良等。

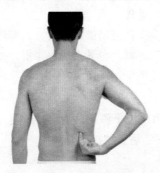

配伍治病

◎胃仓配脾俞、四缝，有健脾、消食化积的作用，主治腹胀、小儿疳积。

取穴　胃仓位于背部，当第12胸椎棘突下，后正中线旁开3寸。

膏　肓

所属经络：膏肓属足太阳膀胱经。
功效说明：补虚养阴、调理肺气。

主治病症

肺结核、气喘、咳嗽、四肢疲倦等。

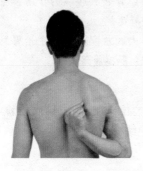

配伍治病

◎膏肓配足三里、膈俞，主治盗汗。
◎膏肓配天突、大椎，有理肺、降气、平喘的作用，主治咳嗽、支气管哮喘。

取穴　膏肓位于背部，当第4胸椎棘突下，后正中线旁开3寸。

肓　门

所属经络：肓门属足太阳膀胱经。
功效说明：和胃止痛、清热通乳。

主治病症

腹痛、痞块、乳疾、产后诸症等。

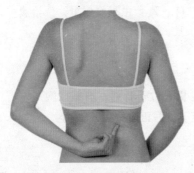

配伍治病

◎肓门配气海、天枢，可防治便秘。
◎肓门配梁门、梁丘，有理气活血、和胃止痛的作用，主治胃痛、便秘。

取穴　肓门位于腰部，当第1腰椎棘突下，后正中线旁开3寸。

大肠俞

所属经络：大肠俞属足太阳膀胱经。
功效说明：理气降逆、调和肠胃。

主治病症

腰背酸冷、腹痛、泄泻、便秘等。

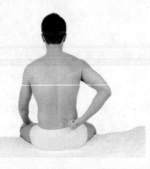

配伍治病

◎大肠俞配至阳、腰阳关，有强筋骨、利腰膝的作用，主治腰脊疼痛。
◎大肠俞配天枢，主治胃肠积滞、肠鸣腹泻。

取穴　大肠俞位于腰部，第4腰椎棘突下，后正中线旁开1.5寸。

天　髎

所属经络：天髎属手少阳三焦经。
功效说明：祛风除湿、通经止痛。

主治病症

　　肩臂痛、上肢痹痛、颈项强痛等。

配伍治病

◎天髎配秉风、天宗、清泠渊、臑会，治颈肩综合征、上肢不遂。
◎天髎配曲池，治肩重痛不举。

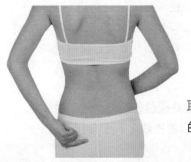

取穴　天髎位于肩胛部，肩井与曲垣的中间，当肩胛骨上角骨际凹陷中。

腰　俞

所属经络：腰俞属督脉。
功效说明：强筋健骨、调经清热、散寒除湿。

主治病症

　　腰脊冷痛、月经不调、下肢痿痹等。

配伍治病

◎腰俞配太冲，防治脊强反折、抽搐。
◎腰俞配膀胱俞、长强、气冲、上髎、下髎、居髎，防治腰脊酸痛、冷痛。

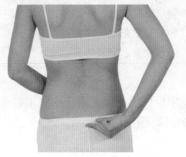

取穴　腰俞位于骶部，后正中线上，骶管裂孔处。

悬 枢

所属经络：悬枢属督脉。

功效说明：助阳健脾、通调肠腑。

主治病症

腹胀、腹痛、完谷不化、痢疾、泄泻等。

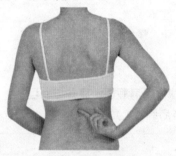

配伍治病

◎悬枢配足三里、内关，治急性胃痛。

◎悬枢配天枢、气海，治泄泻。

◎悬枢配肾俞，治腰痛。

取穴 悬枢位于腰部，后正中线上，第1腰椎棘突下凹陷中。

中 枢

所属经络：中枢属督脉。

功效说明：健脾利湿、行气止痛。

主治病症

腰背痛、食欲缺乏、胸腹胀满、半身不遂等。

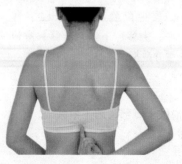

配伍治病

◎中枢配命门、腰眼、阳陵泉、后溪，治腰脊痛。

◎中枢配中脘、足三里，可理气和中、散寒止痛，主治胃痛、腹满不欲食、胸腹冷痛。

取穴 中枢位于背部，后正中线上，第10胸椎棘突下凹陷中。

神　堂

所属经络：神堂属足太阳膀胱经。
功效说明：止咳平喘、宁心安神。

主治病症

咳嗽、失眠、气短、胸闷等。

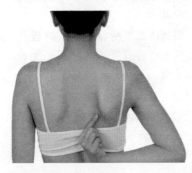

配伍治病

◎神堂配内关、神门，有宁心
神、调心气的作用，主治神经
衰弱、精神分裂症。
◎配膻中治胸闷。

取穴　神堂位于背部，当第5胸
椎棘突下，后正中线旁开3寸。

下极俞

所属经络：下极俞属经外奇穴。
功效说明：调理下焦、通利关节。

主治病症

腰腿痛、泄泻、小便不利、腹
痛等。

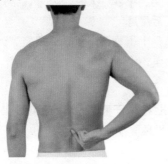

配伍治病

◎下极俞配委中、命门、肾
俞，治腰痛。
◎下极俞配肾俞、中极、气海、
三阴交，治遗尿。

取穴　下极俞位于腰部，后正中
线上，第3腰椎棘突下。

譩譆

所属经络：譩譆属足太阳膀胱经。
功效说明：养阴清肺、疏风解表。

主治病症

咳嗽、气喘、目眩、目痛、热病等。

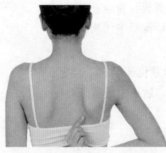

配伍治病

◎譩譆配大椎、肩外俞，治肩背痛。
◎譩譆配定喘、膻中，有理气宽胸、止咳平喘的作用，主治咳嗽、气喘。

取穴 譩譆位于背部，第6胸椎棘突下，旁开3寸。

十七椎

所属经络：十七椎属经外奇穴。
功效说明：益肾利尿、主理胞宫。

主治病症

痛经、下肢瘫痪、崩漏、遗精、腰骶痛、月经不调等。

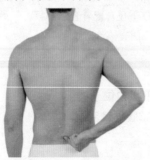

配伍治病

◎十七椎配中极、关元、三阴交、中髎、天枢、归来，治产后腹痛。
◎十七椎配中极、三阴交、太溪，治痛经。

取穴 十七椎位于腰部，后正中线上，第5腰椎棘突下凹陷中。

腰　眼

所属经络：腰眼属经外奇穴。
功效说明：强腰健肾。

主治病症

腰痛、尿频、月经不调、带下等。

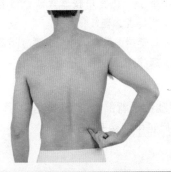

配伍治病

◎腰眼配委中、肾俞、阿是，治慢性腰痛。
◎腰眼配脾俞、肾俞，治肾下垂。
◎腰眼配肾俞、脾俞、次髎，治痛经。

取穴　腰眼位于腰部，第4腰椎棘突下，后正中线旁开约3.5寸凹陷中。

胃脘下俞

所属经络：胃脘下俞属经外奇穴。
功效说明：健脾和胃、理气止痛。

主治病症

胃痛、消渴、胸胁痛、胰腺炎等。

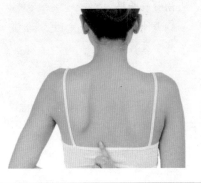

配伍治病

◎胃脘下俞配肺俞、脾俞、肾俞、足三里、太溪，主治消渴。
◎胃脘下俞配中脘、内关、足三里，治呕吐。

取穴　胃脘下俞位于背部，当第8胸椎棘突下，后正中线旁开1.5寸。

定 喘

所属经络：定喘属经外奇穴。
功效说明：止咳平喘、舒筋活络。

主治病症

哮喘、咳嗽、肩背痛、上肢疼痛等。

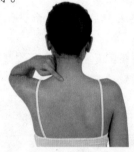

配伍治病

◎定喘配列缺、尺泽、合谷、膻中，适宜用按摩疗法，可宣肺解表、理气化痰。
◎定喘配肺俞、中府，适宜用刮痧疗法，可降气平喘。

取穴 定喘位于背部，第7颈椎棘突下，后正中线旁开0.5寸。

痞 根

所属经络：痞根属经外奇穴。
功效说明：健脾和胃、理气活血。

主治病症

腰痛、痞块、癥瘕等。

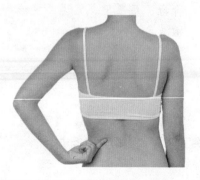

配伍治病

◎痞根配命门、肾俞、太溪，治腰肌劳损。
◎痞根配精宫、鬼眼，治疝痛、反胃。

取穴 痞根位于腰部，横平第1腰椎棘突下，后正中线旁开3.5寸。

第五章

上肢部常用穴位解说

●我们人体活动最多的部位就是上肢。黄帝内经云：「阴阳交替生动气，动气者十二经之根本。」上肢为三条阳经、三条阴经所过，穴位众多，在指端甲根部分布着六条经络的井穴，也是气血所出之处。经常保养上肢的穴位，可以改善失眠、肩周炎。本章详细介绍了上肢部的常用保健穴位。

太 渊

所属经络：太渊属手太阴肺经。
功效说明：止咳化痰、通调血脉。

主治病症

咯血、胸痛、手掌冷痛麻木、无脉症等。

配伍治病

◎太渊配肺俞、中府，可以治疗咳嗽。
◎太渊配尺泽、肺俞，可治咳嗽、咯血、胸痛。

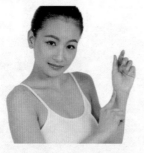

取穴 太渊位于腕掌侧横纹桡侧，桡动脉搏动处。

合 谷

所属经络：合谷属手阳明大肠经。
功效说明：镇静止痛、通经活络、清热解表。

主治病症

头面疾患，如头痛，下牙痛，头晕，目赤肿痛、面肿、耳聋等，还可治便秘、腹痛、经闭等。

配伍治病

◎合谷配颊车、迎香，主治牙痛、面痛、面瘫。
◎合谷配太冲，主治癫狂、眩晕、高血压。

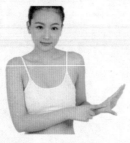

取穴 合谷穴位于手背，第1、2掌骨间，当第2掌骨桡侧的中点处。

曲　池

所属经络：曲池属手阳明大肠经。
功效说明：清热和营、降逆活络。

主治病症

头痛、肩臂肘疼痛、咽喉肿痛、便秘、发热等。

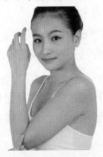

配伍治病

◎曲池配合谷，主治感冒发热、咽喉炎。
◎曲池配合谷、血海、委中、膈俞，主治丹毒。

取穴　曲池位于肘横纹外侧端，屈肘，当尺泽与肱骨外上髁连线中点。

内　关

所属经络：内关属手厥阴心包经。
功效说明：宁心安神、理气止痛。

主治病症

心痛、心悸、呕吐、呃逆、晕车等。

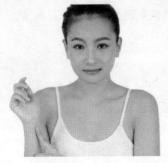

配伍治病

◎内关配神门，适宜用按摩疗法，可镇静安神。
◎内关配足三里、中脘，适宜用刮痧疗法，可和胃降逆、理气止痛，治呕吐、呃逆等。

取穴　内关位于前臂掌侧，腕远端横纹上2寸，掌长肌腱与桡侧腕屈肌腱之间。

手三里

所属经络：手三里属手阳明大肠经。
功效说明：清热明目、调理肠胃。

主治病症

腹痛、泄泻、目痛、上肢痹痛等。

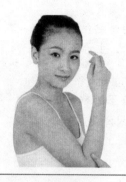

配伍治病

◎手三里配温溜、曲池、中渚、丰隆，适宜用刮痧疗法，可利咽喉、清邪热。
◎手三里配肾俞、委中，适宜用按摩疗法，可通经活络。

取穴 手三里位于屈肘在前臂背面桡侧，当阳溪与曲池的连线上，肘横纹下2寸。

极 泉

所属经络：极泉属于手少阴心经。
功效说明：通络强心、通经活络、利水消肿。

主治病症

心烦、心悸、咽干口渴、上肢冷痛等。

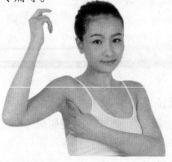

配伍治病

◎极泉配肩髃、曲池，可治肩臂痛。
◎极泉配少海，可治疗腋痛。

取穴 极泉位于上臂外展，腋窝正中，腋动脉搏动处。

神　门

所属经络：神门属于手少阴心经。
功效说明：宁心安神、清心调气。

主治病症

心烦、健忘、失眠、癫狂痫等。

配伍治病

◎神门配内关、心俞，可治心痛。
◎神门配内关、三阴交，可治健忘、失眠。

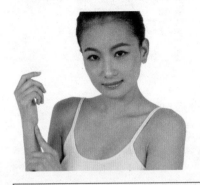

取穴　神门位于腕横纹尺侧端，尺侧腕屈肌腱的桡侧凹陷处。

少　冲

所属经络：少冲属于手少阴心经。
功效说明：清热熄风、醒神开窍。

主治病症

心痛、热病、胸胁痛、昏厥等。

配伍治病

◎少冲配太冲、中冲、大椎，可治热病、昏迷。

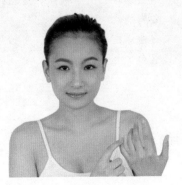

取穴　少冲位于小指桡侧，指甲角旁0.1寸。

少　泽

所属经络：少泽属手太阳小肠经。
功效说明：清热利咽、醒神开窍。

主治病症

中风昏迷、咽喉肿痛、热病等。

配伍治病

◎少泽配膻中、乳根，可治乳汁少、乳痈。
◎少泽配水沟，可治热病、昏迷、休克。

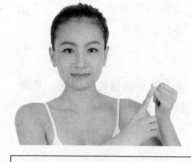

取穴　少泽位于手小指末节尺侧，距甲根角0.1寸。

曲　泽

所属经络：曲泽属手厥阴心包经。
功效说明：降逆止呕、清心平躁。

主治病症

心痛、心悸、烦躁、呕吐、咳嗽。

配伍治病

◎曲泽配内关、大陵，可治疗心胸痛。
◎曲泽配神门、鱼际，可治疗呕血。

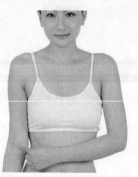

取穴　曲泽位于肘前区，肘横纹上，当肱二头肌腱的尺侧缘凹陷中。

劳　宫

所属经络：劳宫属手厥阴心包经。
功效说明：清心泻热、开窍醒神。

主治病症

心痛、癫狂、中风昏迷、中暑、吐血等。

配伍治病

◎劳宫配大陵，可治心痛、失眠。
◎劳宫配后溪，可治三消、黄疸。

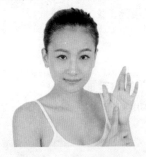

取穴　劳宫位于掌区，横平第3掌指关节近端，第2、3掌骨之间，偏于第3掌骨。

外　关

所属经络：外关属手少阳三焦经。
功效说明：清热解表、通经活络。

主治病症

头痛、耳鸣、热病、肩背痛、手颤等。

配伍治病

◎外关配阳池、中渚，主治手指疼痛，腕关节痛。
◎外关配太阳、率谷，主治偏头痛。

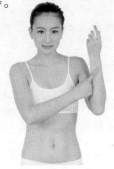

取穴　外关位于前臂背侧，当阳池与肘尖的连线上，腕背横纹上2寸，尺骨与桡骨之间。

经　渠

所属经络：经渠属手太阴肺经。
功效说明：宣肺利咽、降逆平喘。

主治病症

　　咳嗽、气喘、咽喉肿痛、手腕痛等。

配伍治病

◎经渠配太渊、尺泽，可治咳嗽、气喘。
◎经渠配丘墟，可治咳嗽。

取穴　经渠位于前臂掌面桡侧，桡骨茎突与桡动脉之间凹陷处，腕横纹上1寸。

支　沟

所属经络：支沟属手少阳三焦经。
功效说明：清利三焦、通利肠腑，聪耳利胁。

主治病症

　　耳聋、耳鸣、偏头痛、热病、呕吐、便秘等。

配伍治病

◎支沟配阳池、八邪，主治手指震颤。
◎支沟配足三里，主治便秘。

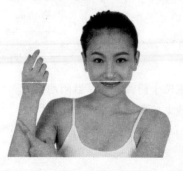

取穴　支沟位于前臂背侧，腕背横纹上3寸，尺骨与桡骨之间。

臂臑

所属经络：臂臑属手阳明大肠经。
功效说明：清热明目、通经活络。

主治病症

目痛、肩臂酸痛、颈痛等。

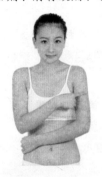

配伍治病

◎臂臑配肩髃，适宜用按摩或刮痧疗法，可通经活络。
◎臂臑配强间，适宜用按摩疗法，可行气缓筋、活络止痛。

取穴　臂臑位于臂外侧，三角肌止点处，当曲池与肩髃的连线上，曲池上7寸。

大陵

所属经络：大陵属手厥阴心包经。
功效说明：清心宁神、和胃通络。

主治病症

呕吐、心痛、癫狂等。

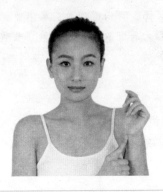

配伍治病

◎大陵配劳宫，可治心痛、失眠。
◎大陵配外关、支沟，可治腹痛、便秘。

取穴　大陵位于腕掌横纹的中点处，当掌长肌腱与桡侧腕屈肌腱之间。

腰痛点

所属经络：腰痛点属经外奇穴。
功效说明：舒筋活络、化瘀止痛。

主治病症

急性腰扭伤、手背红肿疼痛等。

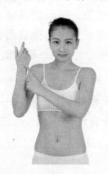

配伍治病

◎腰痛点配肾俞治腰肌劳损、腰扭伤。
◎腰痛点配曲池、手三里治腕关节疼痛。

取穴 腰痛点位于第2、3掌骨及第4、5掌骨之间，腕横纹与掌指关节中点处，一侧2穴。

天 府

所属经络：天府属手太阴肺经。
功效说明：调理肺气、安神定志、舒筋活络。

主治病症

气喘、鼻出血、上臂疼痛等。

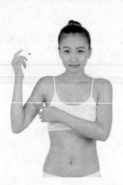

配伍治病

◎天府配合谷、上星、孔最、尺泽，可治疗吐血、鼻出血。
◎天府配少商，则可治疗咽喉肿痛。

取穴 天府位于臂内侧面，肱二头肌桡侧缘，腋前纹头下3寸处。

侠 白

所属经络：侠白属手太阴肺经。
功效说明：清肺降逆、和胃止呕。

主治病症

咳嗽、咳喘、干呕等。

配伍治病

◎侠白配郄门、间使、大陵、内关、天宗，主治正中神经痛。

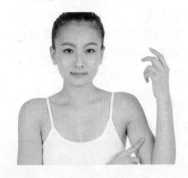

取穴　侠白位于臂内侧面，肱二头肌桡侧缘，腋前纹头下4寸，或肘横纹上5寸处。

鱼 际

所属经络：鱼际属手太阴肺经。
功效说明：泻火开窍、利咽止痉。

主治病症

咳嗽、咯血、咽痛、身热等。

配伍治病

◎鱼际配孔最、尺泽，可治咳嗽、咯血。
◎鱼际配少商，可治咽喉肿痛。

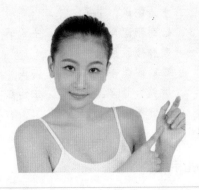

取穴　鱼际位于第1掌骨中点之桡侧，赤白肉际处。

少 商

所属经络：少商属手太阴肺经。

功效说明：清热止痛、解表醒神。

主治病症

中暑、身热、中风昏迷、咽痛等。

配伍治病

◎少商配合谷，可有效治疗咽喉肿痛。

◎少商配中冲，可治昏迷、发热。

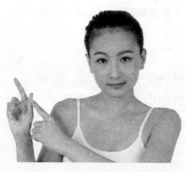

取穴 少商位于人体的手拇指末节桡侧，距指甲角0.1寸。

商 阳

所属经络：商阳属手阳明大肠经。

功效说明：清热解表、醒厥开窍。

主治病症

咽喉肿痛、牙痛、中风昏迷、中暑、耳鸣、耳聋等。

配伍治病

◎商阳配少商、中冲、关冲，主治中风、中暑。

◎商阳配合谷、少商，主治咽喉肿痛、目赤肿痛。

◎商阳配合谷、阳谷、侠溪、厉兑、劳宫、腕骨等，主治热病汗不出。

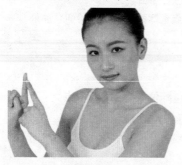

取穴 商阳位于食指末节桡侧，距指甲角0.1寸。

尺　泽

所属经络：尺泽属手太阴肺经。
功效说明：清肺热、平喘咳。

主治病症

咳嗽、气管炎、咳喘、心烦等。

配伍治病

◎尺泽配中府、肺俞，可治疗咳嗽。
◎尺泽配膻中、膈俞，能治疗胸胁胀满。

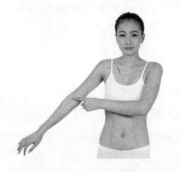

取穴　尺泽位于肘横纹中，肱二头肌腱桡侧凹陷处。

列　缺

所属经络：列缺属手太阴肺经。
功效说明：止咳平喘、通经活络。

主治病症

肺部病症、头痛、颈痛、咽痛等。

配伍治病

◎列缺配合谷、地仓、颊车，能够治疗面神经炎。
◎列缺配阳溪、阳池，能治腱鞘炎。

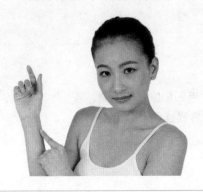

取穴　列缺位于桡骨茎突上方，腕横纹上1.5寸，当肱桡肌与拇长展肌腱之间。

上廉

所属经络：上廉属手阳明大肠经。

功效说明：调理肠胃、通经止痛。

主治病症

腹痛、上肢痹痛、肠鸣泄泻等。

配伍治病

◎上廉配肩髃、合谷，有通经活络作用，主治上肢麻木、疼痛、痿软。

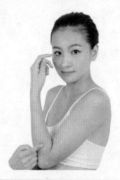

取穴 上廉位于前臂背面桡侧，当阳溪与曲池连线上，肘横纹下3寸处。

手五里

所属经络：手五里属手阳明大肠经。

功效说明：理气散结、舒经活络。

主治病症

咯血、肩臂疼痛、乏力、咳嗽等。

配伍治病

◎手五里配大钟、照海，主治嗜睡。

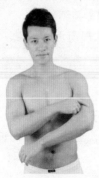

取穴 手五里位于臂外侧，当曲池与肩髃连线上，肘横纹上3寸处。

肩　髃

所属经络：肩髃属手阳明大肠经。

功效说明：通经活络。

主治病症

肩臂痹痛、上肢不遂等。

配伍治病

◎肩髃配肩髎，治肩臂疼痛。

◎肩髃配天宗、肩髎，治肩周炎。

◎肩髃配阳溪、曲池，治瘰疬。

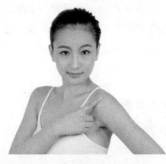

取穴　肩髃位于肩部三角肌上，臂外展或向前平伸时，当肩峰前下方凹陷处。

通　里

所属经络：通里属于手少阴心经。

功效说明：清热安神、通经活络。

主治病症

心悸、失眠、心痛、暴喑、前臂麻木等。

配伍治病

◎通里配太阳、风池，有清利头目的作用，主治头痛目眩、眼花。

◎通里配内关、心俞，主治心悸、失眠。

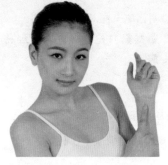

取穴　通里位于腕横纹上1寸，尺侧腕屈肌腱的桡侧缘。

少 府

所属经络：少府属于手少阴心经。

功效说明：清心泻热、理气活络。

主治病症

心悸、胸痛、失眠、健忘、手掌麻木、痛疡等。

配伍治病

◎少府配内关，治心悸。

◎少府配心俞，治阴肿、阴痒。

◎少府配气海、关元、太溪、三阴交，治小儿遗尿。

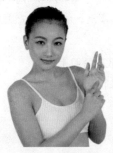

取穴 少府位于在手掌面，第4、5掌骨之间，握拳时当小指尖处。

阴 郄

所属经络：阴郄属于手少阴心经。

功效说明：清心安神、宽胸理气。

主治病症

惊悸、心痛、吐血、鼻出血等。

配伍治病

◎阴郄配心俞、巨阙，可治心痛。

◎阴郄配大椎，可治阴虚盗汗。

◎阴郄配内关、心俞，可治冠心病。

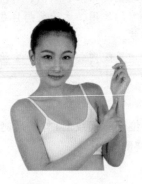

取穴 阴郄位于前臂掌侧，当尺侧腕屈肌腱的桡侧缘，腕横纹上0.5寸。

腕　骨

所属经络：腕骨属手太阳小肠经。
功效说明：宣痹止痛。

主治病症

手腕痛、颈项强痛、耳鸣、热病等。

配伍治病

◎腕骨配阳陵泉、肝俞、胆俞，可治黄疸。
◎腕骨配合谷，可治中风后遗症。

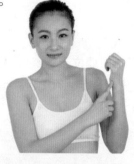

取穴　腕骨位于手掌尺侧，当第5掌骨基底与钩骨之间，赤白肉际凹陷处。

少　海

所属经络：少海属于手少阴心经。
功效说明：理气通络、益心安神。

主治病症

前臂麻木、高尔夫球肘、心痛、健忘等。

配伍治病

◎少海配内关，可治疗心脏病。
◎少海配扶突，能治疗高血压。
◎少海配极泉，可治疗腋痛。

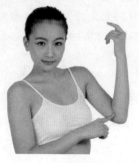

取穴　少海位于屈肘，当肘横纹内侧端与肱骨内上髁连线的中点处。

四　缝

所属经络：四缝属经外奇穴。
功效说明：消食导滞、祛痰化积。

主治病症

疳积、胃脘痛、哮喘等。

配伍治病

◎四缝配内关、合谷治百日咳。

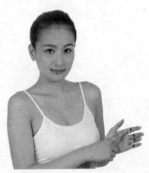

取穴　四缝位于第2～5手指掌面，中间指关节的中央。左右共8穴。

液　门

所属经络：液门属手少阳三焦经。
功效说明：清热泻火、明目止痛。

主治病症

中暑昏迷、热病、心痛、目赤、耳鸣等。

配伍治病

◎液门配鱼际，有清利咽喉的作用，主治喉痹。
◎液门配外关、听宫，有清头目、利三焦的作用，主治耳鸣、头痛。

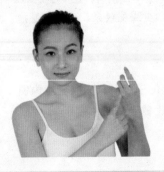

取穴　液门位于手背部，当第4、5指间，指蹼缘后方赤白肉际处。

阳　池

所属经络：阳池属手少阳三焦经。
功效说明：清热通络。

主治病症

手腕痛、肩背痛、口干、喉痹、糖尿病等。

配伍治病

◎阳池配外关、曲池，主治前臂肌痉挛或麻痹。

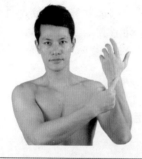

取穴　阳池位于腕背横纹中，当指总伸肌腱的尺侧缘凹陷处。

三阳络

所属经络：三阳络属手少阳三焦经。
功效说明：开窍镇痛。

主治病症

耳聋、耳鸣、胸胁痛等。

配伍治病

◎三阳络配听宫、中渚，有开窍通络的作用，主治耳聋。

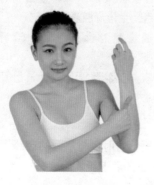

取穴　三阳络位于前臂背侧，腕背横纹上4寸，尺骨与桡骨之间。

清泠渊

所属经络：清泠渊属手少阳三焦经。

功效说明：疏散风寒、通经止痛。

主治病症

偏头痛、耳聋、耳鸣、前臂痛等。

配伍治病

◎清泠渊配太阳、率谷，主治头痛。

◎清泠渊配肝俞、胆俞、阳陵泉，治目黄。

◎清泠渊配支沟，治胁痛。

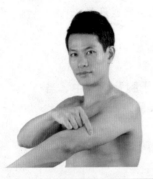

取穴 清泠渊位于臂外侧，屈肘时，当肘尖直上2寸。

臑　会

所属经络：臑会属手少阳三焦经。

功效说明：化痰散结、通络止痛。

主治病症

肩臂痛、瘿气等。

配伍治病

◎臑会配天宗，有通络止痛的作用，主治肩胛痛。

◎臑会配肩俞、肩贞，治肩周炎。

◎臑会配肘髎、外关，治肘臂挛痛。

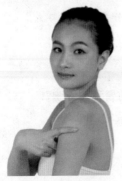

取穴 臑会位于臂外侧，当肘尖与肩髎的连线上，肩髎下3寸，三角肌的后下缘。

第六章

下肢部常用穴位解说

● 下肢的活动量非常大，也是离人体心脏最远的地方，因此腿部很容易寒冷。人们常说：『寒从脚下起，人老腿先老。』人体有6条经络经过腿部，而且6条经络在脚部有关键性的多个穴位。如足三里穴，俗话说：『肚腹三里留』。足三里不但可以治疗腹部的疾病，对下肢疾病也有很好的治疗效果。本章详细介绍了下肢部的常用保健穴位。

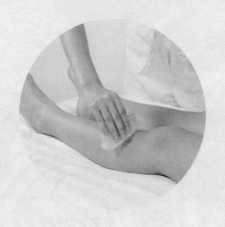

足三里

所属经络：足三里属足阳明胃经。
功效说明：生发胃气、燥化脾湿。

呕吐、腹胀、肠鸣、消化不良等。

◎足三里配天枢、三阴交、肾俞、行间，有调理肝脾、补益气血的作用，主治月经过多、心悸。

◎足三里配中脘、内关，有和胃降逆、宽中利气的作用，主治胃脘痛。

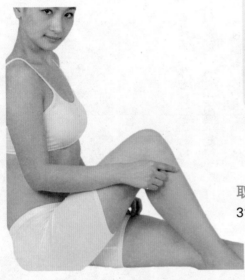

取穴　足三里位于犊鼻穴下3寸。

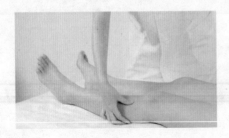

按摩　用手指指腹推按足三里1~3分钟，可改善消化不良、下肢痿痹、下肢不遂。

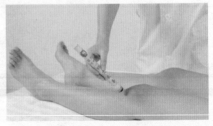

艾灸　用艾条温和灸足三里5~10分钟，一天一次，可改善腹胀、腹痛、脚气、下肢不遂。

三阴交

所属经络：三阴交属手足太阴脾经。

功效说明：活血调经、健脾利湿、补益肝肾。

主治病症

月经不调、腹痛、泄泻、水肿、疝气、痛经等。

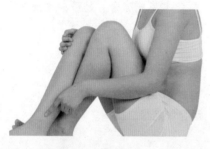

配伍治病

◎三阴交配阴陵泉、膀胱俞、中极，适宜用按摩疗法，可利尿消肿。

◎三阴交配天枢、合谷，适宜用刮痧疗法，可清热除湿、健脾和中。

取穴 三阴交位于内踝尖上3寸，胫骨内侧面后缘。

涌 泉

所属经络：涌泉属足少阴肾经。

功效说明：散热、利咽、清头目。

主治病症

头晕、小便不利等。

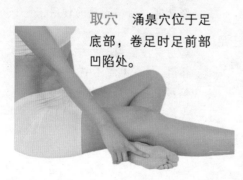

取穴 涌泉穴位于足底部，卷足时足前部凹陷处。

配伍治病

◎涌泉配百会、水沟，有苏厥、回阳救逆的作用，主治癫痫、昏迷。

◎涌泉配四神聪、神门，有清心安神镇静的作用，主治头晕、失眠、癔症。

◎涌泉配然谷，可治喉痹。

丰　隆

所属经络：丰隆属足阳明胃经。
功效说明：健脾祛湿、化痰。

主治病症

咳嗽、痰多、胸闷等。

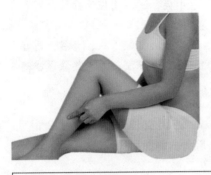

配伍治病

◎丰隆配冲阳，有豁痰宁神的作用，主治狂妄行走。
◎丰隆配肺俞、尺泽，主治咳嗽、哮喘。

取穴　丰隆位于小腿前外侧，当外踝尖上8寸，条口外，距胫骨前缘二横指。

厉　兑

所属经络：厉兑属足阳明胃经。
功效说明：清热安神。

主治病症

咽喉肿痛、腹胀、腹痛、热病、多梦、癫狂等。

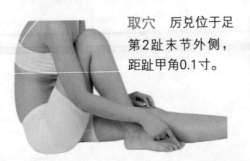

取穴　厉兑位于足第2趾末节外侧，距趾甲角0.1寸。

配伍治病

◎厉兑配条口、三阴交，有温经散寒、活络止痛的作用，主治胫寒不得卧。
◎厉兑配隐白，有宁心安神的作用，主治梦魇不宁。
◎厉兑配隐白、中冲、大敦，主治中风昏迷。

隐　白

所属经络：隐白属足太阴脾经。

功效说明：调经统血、健脾回阳。

主治病症

　　呕吐、流涎、昏厥、下肢寒痹、癫狂、腹满等。

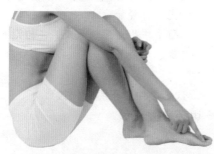

配伍治病

◎隐白配大敦，有醒脑开窍的作用，主治昏厥、中风昏迷。

◎隐白配脾俞、上脘、肝俞，有益气活血、止血的作用，主治吐血、衄血。

取穴　隐白位于足大趾内侧趾甲角旁0.1寸的爪甲根部。

阴陵泉

所属经络：阴陵泉属足太阴脾经。

功效说明：清热健脾、疏泄水液。

主治病症

　　水肿、各种脾胃病、小便不利、痛经等。

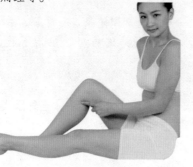

配伍治病

◎阴陵泉配三阴交，有温中健脾的作用，主治腹寒。

◎阴陵泉配膀胱俞，可治小便不利。

取穴　阴陵泉位于小腿内侧，胫骨内侧髁下方与胫骨内侧缘之间的凹陷处。

委 中

所属经络：委中属足太阳膀胱经。
功效说明：舒筋通络、凉血解毒。

主治病症

头痛、恶风寒、小便不利、腰背疼、遗尿、丹毒等。

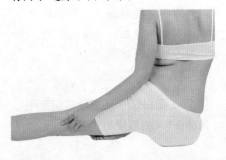

配伍治病

◎委中配肾俞、腰阳关，有活络止痛的作用，主治腰腿痛、坐骨神经痛。
◎委中配曲池、风市，主治湿疹、疔疮。

取穴 委中位于腘窝横纹中，两筋之间。

昆 仑

所属经络：昆仑属足太阳膀胱经。
功效说明：清热安神、舒经活络。

主治病症

目眩、头痛、颈项强痛、腰痛、足跟痛等。

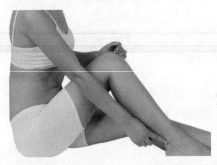

配伍治病

◎昆仑配风池，主治头痛、惊痫。
◎昆仑配阳陵泉，有舒筋、活血、通络的作用，主治下肢痿痹。

取穴 昆仑位于外踝后方，当外踝尖与跟腱之间的凹陷处。

太冲

所属经络：太冲属足厥阴肝经。

功效说明：疏肝养血、清利下焦。

主治病症

头晕、眩晕、遗尿、月经不调等。

配伍治病

◎太冲配肝俞、膈俞、太溪、血海治贫血、羸瘦。

◎太冲配间使、鸠尾、肝俞治癫狂痫。

取穴 太冲位于足背侧，当第1、2跖骨间隙的后方凹陷处。

至阴

所属经络：至阴属足太阳膀胱经。

功效说明：正胎、催产、清头目。

主治病症

胎位不正、头痛等。

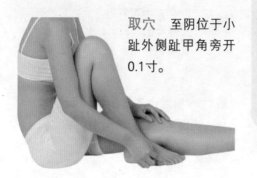

取穴 至阴位于小趾外侧趾甲角旁开0.1寸。

配伍治病

◎至阴配三阴交，主治胞衣不下、难产。

◎至阴配风池、攒竹，有祛风邪、清头目的作用，主治头痛、目痛。

◎至阴配太冲、百会，可治头痛。

太 溪

所属经络：太溪属足少阴肾经。
功效说明：补益肾气。

主治病症

头痛、耳鸣、肾虚、眩晕、小便频数、腰脊痛等。

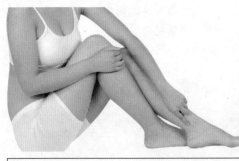

配伍治病

◎太溪配少泽，有滋肾阴的作用，主治咽炎。
◎太溪配飞扬，有滋阴补肾的作用，主治头痛、目眩。

取穴 太溪位于足内侧，内踝后方，当内踝尖与跟腱之间的凹陷处。

照 海

所属经络：照海属足少阴肾经。
功效说明：滋阴清热、调经止痛。

主治病症

目赤肿痛、月经不调、痛经、赤白带下等。

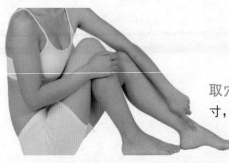

配伍治病

◎照海配合谷，有滋阴清热的作用，主治咽痛。
◎照海配三阴交，有调经活血、止带的作用，主治月经不调。

取穴 照海位于足内侧，内踝尖下1寸，内踝下缘边际凹陷中。

环　跳

所属经络：环跳属足少阳胆经。
功效说明：利腰腿、通经络。

主治病症

　　下肢麻痹、坐骨神经痛、脚气、感冒、风疹等。

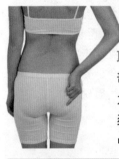

取穴　环跳位于臀部，侧卧屈股，股骨大转子最高点与骶管裂孔连线的外1/3与中1/3交点处。

配伍治病

◎环跳配殷门、阳陵泉、委中、昆仑，有疏通经络、活血止痛的作用，主治坐骨神经痛。
◎环跳配居髎、委中、悬钟，主治风寒湿痹证。
◎环跳配曲池，有祛风止痒的作用，主治遍身风疹。

阳陵泉

所属经络：阳陵泉属足少阳胆经。
功效说明：疏肝解郁、强健腰膝。

主治病症

　　下肢痿痹、膝关节炎、半身不遂、小儿惊风、破伤风等。

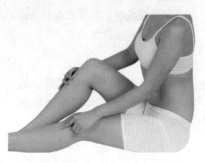

取穴　阳陵泉位于小腿外侧，腓骨小头前下方的凹陷中。

配伍治病

◎阳陵泉配阴陵泉、中脘，适宜用按摩疗法，可和胃、理气、止痛。
◎阳陵泉配水沟、中冲、太冲，适宜用刮痧疗法，可祛风、镇静、解痉。

大 敦

所属经络：大敦属足厥阴肝经。

功效说明：回阳救逆、调经通淋。

主治病症

疝气、崩漏、阴挺、闭经、癃闭、遗尿等。

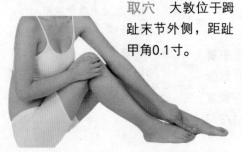

取穴 大敦位于姆趾末节外侧，距趾甲角0.1寸。

配伍治病

◎大敦配太冲，有疏肝行气的作用，主治疝气。

◎大敦配隐白，直接艾炷灸，有补益肝脾、调理冲任的作用，主治功能性子宫出血。

◎大敦配百会、三阴交，有调补肝肾、益气固脱的作用，主治子宫脱垂。

解 溪

所属经络：解溪属足阳明胃经。

功效说明：清胃化痰、镇惊安神。

主治病症

癫痫、精神病、头痛、胃炎、肠炎等。

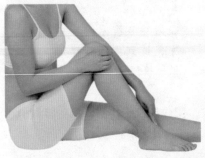

配伍治病

◎解溪配血海，有和胃降逆的作用，主治腹胀。

◎解溪配昆仑、太溪，有舒筋活络的作用，主治踝部痛。

取穴 解溪位于小腿与足背交界处的横纹中央凹陷处，姆长伸肌腱与趾长伸肌腱之间。

承 筋

所属经络：承筋属足太阳膀胱经。
功效说明：舒筋活络。

主治病症

抽筋、下肢挛痛、腰腿疼痛等。

配伍治病

◎承筋配委中，治疗下肢挛痛。
◎承筋配大肠俞、委中，治疗痔疾。

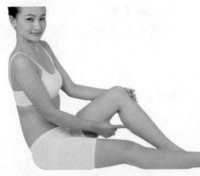

取穴 承筋位于委中下，小腿肌肉凸起最高处。

承 山

所属经络：承山属足太阳膀胱经。
功效说明：理气止痛、舒筋活络。

主治病症

腹痛、便秘、小腿疼痛、疝气等。

配伍治病

◎承山配大肠俞，治痔疾。
◎承山配环跳、阳陵泉，主治下肢痿痹。
◎承山配长强、百会、二白，治疗痔疾。

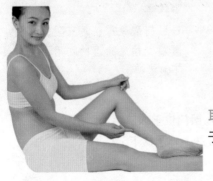

取穴 微微施力跷起脚尖，承山位于小腿后侧肌肉浮起的尾端。

承 扶

所属经络：承扶属足太阳膀胱经。
功效说明：通便消痔、舒筋活络。

主治病症

下肢疼痛、腰痛、便秘等。

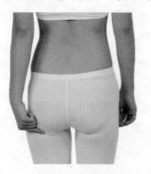

配伍治病

◎承扶配环跳、悬钟，主治坐骨神经痛、下肢瘫痪。
◎承扶配秩边、承山，主治便秘。

取穴 承扶位于大腿后面，臀下横纹的中点。

殷 门

所属经络：殷门属足太阳膀胱经。
功效说明：舒筋活络、强膝壮腰。

主治病症

下肢后侧疼痛、腰腿疼等。

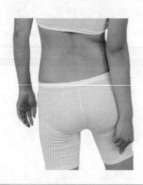

配伍治病

◎殷门配肾俞、委中，主治腰脊疼痛。
◎殷门配风市、足三里，有利腰腿、祛风除湿的作用，主治下肢痿痹。

取穴 殷门位于大腿后面，承扶与委中的连线上，承扶下6寸。

冲 阳

所属经络：冲阳属足阳明胃经。
功效说明：和胃化痰、通络宁神。

主治病症

　　口眼歪斜、面肿、齿痛、癫痫、胃病等。

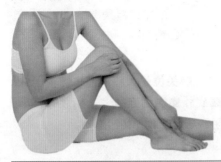

配伍治病

◎冲阳配足三里、仆参、飞扬、完骨，主治足痿失履不收。
◎冲阳配丰隆，主治狂妄行走、弃衣而走。

取穴　冲阳位于足背最高处，当踇长伸肌腱和趾长伸肌腱之间，足背动脉搏动处。

申 脉

所属经络：申脉属足太阳膀胱经。
功效说明：清热、安神、利腰膝。

主治病症

　　下肢痿痹、目赤肿痛、失眠、头痛、眩晕等。

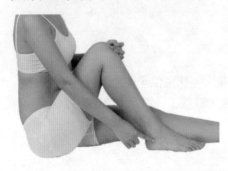

配伍治病

◎申脉配阳陵泉、足三里，有舒筋的作用，主治下肢痿痹。
◎申脉配百会、肝俞，可治眩晕。

取穴　申脉位于足外踝尖直下，外踝下缘凹陷处。

髀 关

所属经络：髀关属足阳明胃经。
功效说明：祛风湿、通经络。

主治病症

腰痛膝冷、痿痹、腹痛等。

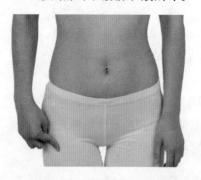

配伍治病

◎髀关配环跳、风市、气冲、足三里，主治下肢痿痹。
◎髀关配阳陵泉，主治下肢疼痛。

取穴 髀关位于大腿前面，髂前上棘与髌底外侧端的连线上，屈髋时，平会阴，居缝匠肌外侧凹陷处。

伏 兔

所属经络：伏兔属足阳明胃经。
功效说明：散寒止痛。

主治病症

腰疼膝冷、下肢麻痹、妇人诸疾、疝气等。

配伍治病

◎伏兔配髀关、犊鼻，有疏通经络的作用，主治腿膝疼痛。

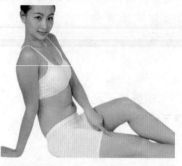

取穴 伏兔位于髂前上棘与髌骨外侧端的连线上，髌骨上缘上6寸。

条　口

所属经络：条口属足阳明胃经。
功效说明：理气清热、通利关节。

主治病症

肩周炎、膝关节炎、下肢瘫痪等。

配伍治病

◎条口配足三里、承山、承筋，有清热凉血的作用，主治足下热、不能久立。
◎条口配肩髃、肩髎，可治肩臂痛。

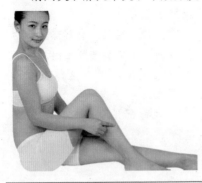

取穴　条口位于前外侧，当犊鼻下8寸，距胫骨前缘一横指。

陷　谷

所属经络：陷谷属足阳明胃经。
功效说明：理气和胃、止痛利水。

主治病症

腹痛胀满、肠鸣泻痢、面目浮肿、目赤痛等。

配伍治病

◎陷谷配列缺，有清热的作用，主治面肿。
◎陷谷配内庭，有活血止痛的作用，主治足跗肿。

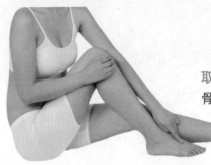

取穴　陷谷位于足背，当第2、第3跖骨结合部前方凹陷处。

大　都

所属经络：大都属足太阴脾经。
功效说明：和胃、泻热、止痛。

主治病症

泄泻、胃痛、癫狂等。

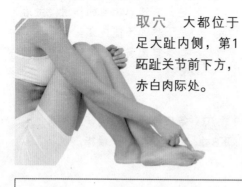

取穴　大都位于足大趾内侧，第1跖趾关节前下方，赤白肉际处。

配伍治病

◎大都配商丘、阴陵泉，主治脾虚腹泻。

◎大都配经渠，有解热发汗的作用，主治热病汗不出。

◎大都配阳谷、鱼际，可治腹胀。

◎大都配昆仑、期门、阴陵泉、中脘，可治暴泻。

商　丘

所属经络：商丘属足太阴脾经。
功效说明：健脾消食。

主治病症

肠鸣、便秘、泄泻等。

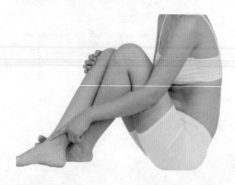

配伍治病

◎商丘配阴陵泉，有和胃、疏肝、理气的作用，主治胃脘痛、腹胀。

◎商丘配支沟，有益气的作用，主治便秘。

取穴　商丘位于内踝前下方凹陷中，当舟骨结节与内踝尖连线的中点处。

漏　谷

所属经络：漏谷属足太阴脾经。
功效说明：健脾消肿、渗湿利尿、补益肾气。

主治病症

腹胀、肠鸣、小便不利、腹泻、水肿、腹痛、遗精等。

配伍治病

◎漏谷配曲泉，有活血祛瘀的作用，主治血瘕。
◎漏谷配三阴交，有温经通络、除湿的作用，主治下肢肿痛。

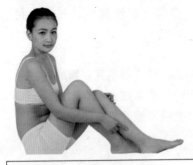

取穴　漏谷位于小腿内侧，内踝尖上6寸，当胫骨内侧面后缘。

血　海

所属经络：血海属足太阴脾经。
功效说明：健脾化湿、调经统血。

主治病症

月经不调、痛经、崩漏、湿疹、膝痛等。

配伍治病

◎血海配带脉，有调经的作用，主治月经不调。
◎血海配合谷，有疏风的作用，主治荨麻疹。

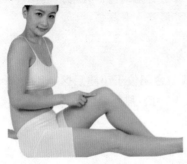

取穴　血海位于髌骨内上缘上2寸，屈膝，当股四头肌内侧头的隆起处。

箕 门

所属经络：箕门属足太阴脾经。
功效说明：健脾渗湿、清热利尿。

主治病症

小便不利、遗尿、腹股沟肿痛、淋证等。

配伍治病

◎箕门配太冲，可治腹股沟疼痛。
◎箕门配膀胱俞，可治小便不通。

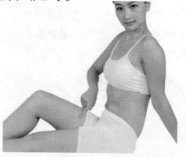

取穴 箕门位于股前区，髌底内侧端与冲门的连线上1/3与2/3交点，长收肌和缝匠肌交角的动脉搏动处。

合 阳

所属经络：合阳属足太阳膀胱经。
功效说明：舒筋通络、调经止带、强健腰膝。

主治病症

腹痛、便秘、崩漏、小腿疼痛等。

配伍治病

◎合阳配腰阳关，有强健腰膝、舒筋通络的作用，能够治疗腰痛、背痛等病症。

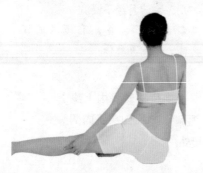

取穴 合阳位于小腿后区，腘横纹下2寸，腓肠肌内、外侧头之间。

筑　宾

所属经络：筑宾属足少阴肾经。
功效说明：理气止痛、宁心安神、调理下焦。

主治病症

癫狂、水肿、疝气等。

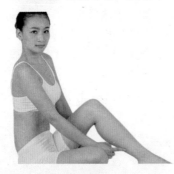

配伍治病

◎筑宾配膀胱俞、三阴交，主治尿赤、尿痛。
◎筑宾配百会、水沟，有醒脑开窍、安神定志的作用，主治癫狂、痫证。

取穴　筑宾位于小腿内侧，太溪穴上5寸，腓肠肌肌腹的内下方。

阴　谷

所属经络：阴谷属足少阴肾经。
功效说明：益肾调经。

主治病症

阳痿、月经不调、疝气等。

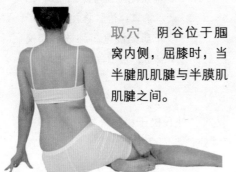

取穴　阴谷位于腘窝内侧，屈膝时，当半腱肌肌腱与半膜肌肌腱之间。

配伍治病

◎阴谷配肾俞、关元，具有补肾壮阳的作用，主治阳痿、小便不利。
◎阴谷配大赫、曲骨、命门，主治寒疝、阳痿、早泄、月经不调、崩漏。

阳　交

所属经络：阳交属足少阳胆经。
功效说明：祛风除湿、安神定志。

主治病症

下肢痿痹、坐骨神经痛、癫痫等。

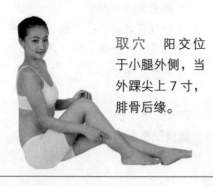

取穴 阳交位于小腿外侧，当外踝尖上7寸，腓骨后缘。

配伍治病

◎阳交配足三里、阴陵泉、悬钟，适用于膝胫痛。
◎阳交配太冲，适用于胸胁痛。
◎阳交配四神聪、大陵、内关，适用于癫狂。

外　丘

所属经络：外丘属足少阳胆经。
功效说明：疏肝理气、通络安神。

主治病症

胸胁痛、腿痛、下肢麻痹、癫痫等。

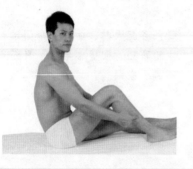

配伍治病

◎外丘配足三里、陵后、阳陵泉、条口，治腓总神经麻痹。
◎外丘配伏兔、环跳、阳交、阳陵泉，治下肢痿、痹、瘫。

取穴 外丘位于小腿外侧，外踝尖上7寸处，与阳交相平。

悬　钟

所属经络：悬钟属足少阳胆经。
功效说明：平肝熄火、疏肝益肾。

主治病症

　　头痛、腰痛、胁肋疼痛、胸腹胀满等。

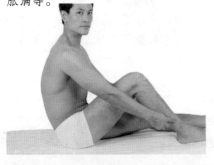

配伍治病

◎悬钟配风池、后溪，适宜用按摩疗法，可祛风活络。
◎悬钟配环跳、风市、阳陵泉，适宜用艾灸疗法，可通经活络、舒筋止痛。

取穴　悬钟位于小腿外侧，外踝尖上3寸处，腓骨前缘。

丘　墟

所属经络：丘墟属足少阳胆经。
功效说明：健脾、利湿、泻热。

主治病症

　　头痛、疝气、中风偏瘫、下肢痿痹等。

取穴　丘墟位于足外踝前下方，趾长伸肌腱的外侧凹陷处。

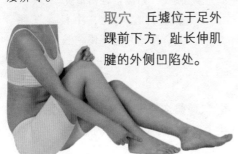

配伍治病

◎丘墟配阴市、大敦、照海，治卒疝。
◎丘墟配昆仑、绝骨，治踝痛。
◎丘墟配肝俞、胆俞、期门、阳陵泉、日月、腕骨，治黄疸、胆道疾患。

中封

所属经络：中封属足厥阴肝经。
功效说明：疏肝健脾、理气止痛。

主治病症

阴茎痛、疝气、胁肋痛、胸腹胀满等。

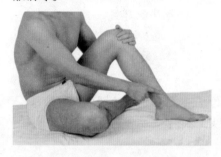

配伍治病

◎中封配胆俞、阳陵泉、太冲、内庭，有泻热疏肝的作用，主治黄疸、疟疾。
◎中封配足三里、阴廉，防治阴茎痛、遗精。

取穴 中封位于足背侧，当足内踝前，胫骨前肌腱的内侧凹陷处。

蠡 沟

所属经络：蠡沟属足厥阴肝经。
功效说明：疏肝理气、调经止带。

主治病症

月经不调、下肢痹痛、崩漏等。

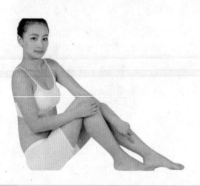

配伍治病

◎蠡沟配百虫窝、阴陵泉、三阴交，治滴虫性阴道炎。
◎蠡沟配地机、中极、三阴交，防治月经不调。

取穴 蠡沟位于小腿内侧，当足内踝尖上5寸，胫骨内侧面的中央。

曲 泉

所属经络：曲泉属足厥阴肝经。
功效说明：清利湿热、通调下焦。

主治病症

膝痛、下肢痹痛、月经不调、小便不利等。

配伍治病

◎曲泉配膝眼、血海，主治膝膑肿痛。
◎曲泉配中极、阴陵泉，主治小便不利。

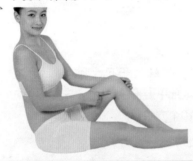

取穴 曲泉位于膝部，腘横纹内侧端，半腱肌、半膜肌止端的前缘凹陷处。

阴 包

所属经络：阴包属足厥阴肝经。
功效说明：利尿通淋、调经止痛。

主治病症

月经不调、遗尿、小便不利等。

配伍治病

◎阴包配气海、中极、肾俞，主治遗尿。
◎阴包配关元、三阴交，主治月经不调。

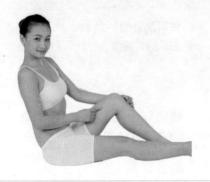

取穴 阴包位于大腿内侧，当股骨上髁上4寸，股内肌与缝匠肌之间。

气　端

所属经络：气端属经外奇穴。
功效说明：通络、开窍、止痛。

主治病症

足痛、脚气、足趾麻木、中风等。

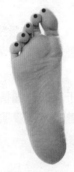

配伍治病

◎气端配八风治脚气。
◎气端配十宣，用于中风急救。

取穴　气端位于足十趾尖端，距趾甲游离缘0.1寸，左右共10个穴位。

独　阴

所属经络：独阴属经外奇穴。
功效说明：降逆和胃、理气止痛。

主治病症

心绞痛、胃痛、疝气等。

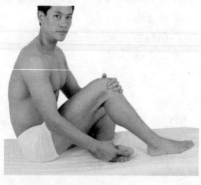

配伍治病

◎独阴配中髎、下髎、太冲治阴痛。
◎独阴配肝俞、脾俞、膈俞、足三里治胃脘痛。

取穴　独阴位于足第2趾的跖侧远侧，趾间关节的中点处。

百虫窝

所属经络：百虫窝属经外奇穴。
功效说明：祛风、驱虫、止痒。

主治病症

膝关节痛、下肢痿痹、皮肤疾病、蛔虫病。

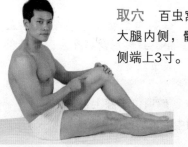

取穴 百虫窝位于大腿内侧，髌底内侧端上3寸。

配伍治病

◎百虫窝配曲池、血海，能清热疏风、凉血止痒，主治荨麻疹。
◎百虫窝配曲池、合谷、间使、大陵、足三里、委中、行间，能清热利湿，主治疥疮、癣疮。

阑 尾

所属经络：阑尾属经外奇穴。
功效说明：调理肠腑。

主治病症

阑尾炎、消化不良、腹痛等。

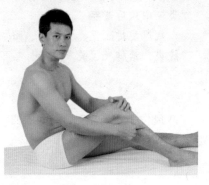

配伍治病

◎阑尾配曲池、合谷，治阑尾炎高热。
◎阑尾配大巨、水道，治阑尾炎腹痛。
◎阑尾配内关，治胸闷泛恶。

取穴 阑尾在小腿前侧上部，当外膝眼下5寸，胫骨前缘旁开一横指。

鹤 顶

所属经络：鹤顶属经外奇穴。
功效说明：祛风除湿、通利关节。

主治病症

膝痛、腿痛、下肢麻痹、瘫痪等。

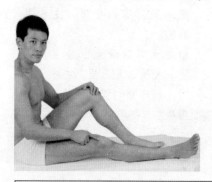

配伍治病

◎鹤顶配膝眼、阳陵泉、曲泉，适宜用按摩疗法，可活络止痛。
◎鹤顶配犊鼻、内膝眼、血海，适宜用刮痧疗法，可通利关节。

取穴 鹤顶位于膝上部，髌底的中点上方凹陷处。

八 风

所属经络：八风属经外奇穴。
功效说明：祛风通络。

主治病症

头痛、牙痛、足跗肿痛、疟疾、风湿病等。

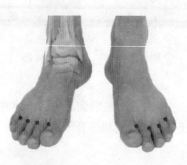

配伍治病

◎八风配八邪，治末梢神经炎、中风后遗症。
◎八风配足三里、三阴交、阳陵泉，治脚气、关节肿痛。

取穴 八风位于足背5个脚趾间的交叉处，左右共8个穴位。